肠子的小思

［德］朱莉娅·恩德斯 著

［德］吉尔·恩德斯 插图

钱为 译

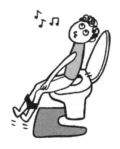

天津出版传媒集团

天津科学技术出版社

著作权合同登记号　图字：02-2025-067

Darm mit Charme: Alles über ein unterschätztes Organ（Gut Feeling）

© by Ullstein Buchverlage GmbH, Berlin.

Published in 2014 by Ullstein Verlag

图书在版编目（CIP）数据

　　肠子的小心思 ：通畅实用版 ／（德）朱莉娅·恩德斯，（德）吉尔·恩德斯著；钱为译 . -- 天津 ：天津科学技术出版社，2025. 6. -- ISBN 978-7-5742-2939-6

　　Ⅰ．R574-49

　　中国国家版本馆 CIP 数据核字第 202513Q29L 号

肠子的小心思（通畅实用版）

CHANGZI DE XIAO XINSI（TONGCHANG SHIYONG BAN）

责任编辑：季乐　李旭

责任印制：赵宇伦

出　　　版：天津出版传媒集团

　　　　　　天津科学技术出版社

地　　　址：天津市西康路 35 号

邮　　　编：300051

电　　　话：（022）23332397

网　　　址：www.tjkjcbs.com.cn

发　　　行：新华书店经销

印　　　刷：三河市嘉科万达彩色印刷有限公司

开本 880×1230　1/32　印张 9.25　字数 215 000

2025年6月第1版第1次印刷

定价：62.00元

谨以此书献给天下所有和我母亲一样的单身父母，
向你们的含辛茹苦和无私的爱致敬。
也将本书献给赫蒂（Hedi）。

序一

我是剖宫产出生的，没有被母乳喂养过，这让我成为 21 世纪肠道科学领域最佳的研究对象。要是当初我对肠道了解得更多些的话，估计我之后得的病自己都能预估出大半来。

最早我患有乳糖不耐症，可是 5 岁之后就突然神奇地好了。之后我的体重一直莫名其妙地上下波动。后来总算一切正常了一段时间，就在我以为日子从此太平了的时候，大麻烦来了。

我 17 岁那年，右腿上毫无征兆地出现了一个小伤口，一直都愈合不了。拖了一个月，我终于去看了医生，可是医生也无法确诊，就随便给我开了点儿药膏。三个星期后，伤口不但没有愈合，反而扩散到整条右腿。不久，我的两条腿、胳膊还有后背全都烂了，有时甚至脸上也出现了溃烂。幸好那是个冬天，我可以把自己裹得严严实实的，大家都以为我是疱疹烂到了脸上，还留了疤。

所有的医生都没法解释我得的到底是什么病："也许、可能、大概是某种神经性皮炎。"最常见的推断，要么是因为压力太大，要么就是因为心情不好。也就"可的松"（肾上腺皮质激素类药物）还算有点儿效果，但只要一停用，一切又都回到了老样子。就这样整整一年，不论春夏秋冬，我都在裤子里紧紧裹一层连裤袜，只有这样，伤口的脓水才不会渗出来弄脏裤子。终于有一天我忍无可忍，决定开始自己着手研究这个问题。一次偶然的机会我读到一篇报道，说的是一名男子在服用抗生素之后得了与我极其相似的皮肤病。凑巧的是，我在伤口第一次出现之前的数周里也服用过抗生素！

从这一刻起，我发觉我得的应该不是单纯的皮肤病，而是由肠道疾病引发的皮肤问题。我开始把自己当成肠道患者来对待，远离所有奶制品，几乎不碰任何含麦胶[1]（Gluten）的食物，并服用各种各样的益生菌，尽量把自己的饮食结构调整得更健康。那段时间里，我把自己当成小白鼠做了若干大胆的实验——现在回想起来，如果我那时候就懂医学，估计里面有一半的实验借我个胆我也不敢做。比如有一次，我连续几个星期都在服用锌，之后几个月感觉我的嗅觉变得比狗还灵敏了。

几经周折之后，我的病总算痊愈了。尝到胜利果实的同时，我深深地体会到，知识就是力量。从此，我踏上了学医之路。

记得大学第一个学期有次聚会，我旁边坐了一位口臭超级夸张的男生。那臭味真是惊天动地、与众不同——既不像有些大爷嘴里的腐腥味儿，也不像一些阿姨贪嘴吃甜食留下的酸臭味儿。过了一小会儿，我就从他旁边走开了。没过几天，我听说这个男生自杀了。这件事让我一直无法释怀，我总是在想，这口臭会不会是由什么严重的肠道疾病引起的，然后这"烂掉"的肠子也摧毁了他的精神？

左思右想了整整一周，我把我的猜测悄悄说给了一个闺密听。

---

1. 麦胶，俗称面筋、麸质，其中含有麦胶蛋白。白种人会对麦胶蛋白过敏，亚洲人一般不会。

几个月后，闺密得了很严重的胃肠感冒，饱受折磨。当我们再见面时她告诉我，她觉得我的猜想确有几分道理，这次胃肠感冒让她心力交瘁，无论是肉体上还是精神上，她都很久没有这么痛苦过了。闺密的支持让我更加有了研究动力，由此踏入了一个冷门的研究领域——肠道和大脑的关系。

近年来，这个领域的研究发展迅猛。10 年前，这个领域能找到的科学发表物还屈指可数；而现如今，已经有数以百计的科学文献如雨后春笋般涌现。肠道究竟如何影响着人类健康？这已然成为我们这个时代新的研究方向！著名的美国生物化学家罗布·内特（Rob Knight）在《自然》（Nature）杂志中曾提道：这一领域的研究堪比干细胞的研究，甚至前景更好。

这让我对自己的选择越来越热情高涨。

大学期间，我发现肠道健康在医学界就像继子一样不招人待见。肠道是人体独一无二的重要器官——它组成了人体三分之二的免疫系统，它不仅能从食物中汲取能量，还能制造 20 余种激素。可是许多医生在上学期间对这个器官却所学甚少。2013 年 5 月，我参加了一个在里斯本举行的研讨会，主题是"肠道细菌与健康"。参加会议的人不多，其中一半都来自实力雄厚的一流研究院，比如哈佛、耶鲁、牛津、欧洲分子生物实验室（EMCL）等，这些研究院的科学家们都想先睹最新的研究成果为快。他们关起门来讨论着如此重要的研究课题与成果，而公众对此却一无所知。

确实，在通常情况下，严谨的科学态度要远远胜于草率定论。但是，有时候过于小心翼翼也会让我们错失良机。比如，科学界公认，有消化问题的患者往往伴有肠道神经紊乱。肠道会向大脑的某个区域发出信号，而该区域主要负责处理接收身体不适的信息。这时候患者会感到很不舒服，却对不适的原因一无所知。如果医生把它当成主观的心理问题来治疗，效果只会适得其反。类似的例子不胜枚举，但都在告诉我们，有些科学知识还是应该尽早普及！

我写这本书的目的也正在于此：我希望能向大众普及和推广那些看似高深的科学知识。很多科学知识都封存于科学家的研究论文中，或者仅限于学者们私下讨论，而这些可能恰恰是许多患者正在苦苦追寻的答案。

许多患者在治疗陷入窘境时，便开始对现代医学感到失望，对此我感同身受。我没有什么灵丹妙药，也知道即使拥有健康的肠道也并非百病不生，所以我愿意尽我所能深入浅出地来告诉你肠道是如何工作的，和你一起分享这个领域的最新研究成果，并且教你如何应用这些知识来创造更美好的生活。

我大学攻读的是医学专业，之后又在医学微生物学院完成博士论文，这些宝贵的知识和阅历能帮助我有效地梳理和评估各种医学结论。同时，我的个人经历也促使我更加努力地做好科普工作，让科学走进普通人的生活。我的妹妹呢？她则负责在我写书时监督我不要跑题。每写完一段我都会先读给她听，她总是听得很仔细，有时还会一脸坏笑地点评："这段你还是重写一遍吧。"希望经过她这样"严苛"的读者在第一时间把关后，我的科普书能让绝大多数的读者都觉得有趣，而且能饶有兴趣地读下去。

序二

　　2013 年，当我开始写"肠脑轴[1]"这个章节的时候，快一个月也没写出几个字来。那时候，这个研究课题还太新了，所有的实验都还仅局限于动物实验。比起已经证明出来的事实，大多数都还停留在猜想阶段。虽然我特别想把这个领域的已知实验以及一些思考分享给大家，但我更担心，写给大家的只是一知半解，或者当年的思考和猜测会引起大家不切实际的期待。

　　记得一个阴沉沉的星期四，我和妹妹坐在她家厨房里聊天。我感冒了，一边擦着鼻涕，一边忧心忡忡地跟她说："我怕自己没法把这个题目写得既准确又清晰。"她听完后，半命令似的跟我说："现在你就写自己已经理解透彻的部分吧。等到过两年，科学界有了新的认知以后，你再把这部分补上去也不迟。"

　　于是，就有了现在的这篇《肠脑轴的新发现》更新。说到做到。

---

1. 指肠道和大脑之间的互动和相互影响，由于发现肠道和中枢神经系统是协同工作的，而其机制尚未清楚，"肠脑轴"的概念就此被提出。详见本书"肠脑轴的新发现"一章。——编者注

序三

几年前，我坐在 16 平方米的合租房里写一本关于肠道的书。那段时间，我过马路时都格外认真以确保没有车过来，因为我想："无论如何，这本书必须要存在！"听起来可能有点好笑，因为这本书的开头介绍的是肛门的两块括约肌。但我关心的不仅于此。

了解自己的身体就是一种力量，而且是一种友好的力量。从 17 岁起，我就对这种组合非常感兴趣。那时，我的腿上起了奇怪的皮疹，久治不愈。很快，两条腿上都长满了疮，然后是胳膊。我开始阅读更多关于人体的文章，而不是每天晚上用可的松软膏和膏药敷在我的皮肤上。一切与皮肤、免疫系统和营养有关的知识都让我感兴趣。读到肠子，我完全惊呆了。它不仅能消化，还能训练免疫系统，产生 20 多种自身激素，并孕育数万亿的微生物！为什么我以前从来不知道？

我们一生都在使用这个身体来生存，却对它了解甚少。我经常会为肠子感到羞愧。但现在不一样了，几乎每次了解到关于它的新东西，我都会记忆深刻，有时甚至会心存感激。有了这些知识，我终于能维稳住自己的皮肤状态。在我自己身上，我体验到了它（肠子）是如何帮助我，帮我更好地了解身体最奇怪的角落。

好奇心和理解力能化解这种羞愧。更重要的是，它们让我们以不同的方式看待自己——更友好、更具有智慧的方式。如果我们明白，肚子咕咕叫并不意味着"饿了"，括约肌为什么更喜欢上厕所，呕吐是经过精心准备的，或者抑郁为什么不只源于大脑，那所有这些事都会突然变得不那么随意了。相反，它们变成了一种行为，我们的器官变成了生物，如果我们能真的平等地将它们视为盟友的话。

我决定学医，并告诉任何一个愿意听我说的人一些关于肠道的好消息。我能写书吗？我完全不知道！我妹妹刚大学毕业，就有了第一份令人兴奋的工作，尽管如此，她还是读了我寄给她的每一页文字，给了我所有她知道的创作窍门。我们一起沉浸在这个世界里——一个通过写作，一个通过绘画。我们觉得自己年轻、天真，被某些东西迷住了。

事后我意识到，这种天真不是我们的弱点，而是我们的巨大优势。我们的思想没有限制，没有市场调研，没有财务计划，也没有"大众不理解"。我们只知道：我们所做的事情对大众是有帮助的。当这本书成功出版时，我们觉得自己得到了证明。

很快，我就坐在德国、法国、斯堪的纳维亚以及加拿大的电视节目里讨论肠子。一个奥地利喜剧演员给了我羊驼粪便，一个葡萄牙记者向我坦言说她30岁了，从小就不敢看马桶。在聚会上，人们走过来问我治疗便秘的诀窍。一位化学老师用细菌进行自我实验来控制他的肠易激综合征。一位年轻的母亲发现孩子有患上阑尾炎的迹象。我和妹妹收到了很多感激、认为这本书对他们有所帮助和充满温暖的信息，还有开菲尔菌和创新型洗漱用品等，让我们应接不暇。

没有研究，就没有这本书。研究既奇特又伟大。当我们了解研究时，好的研究能给我们带来巨大的帮助。然而，当外界的人在寻找答案时，总有一些事情只在小范围的会议中被讨论或只出现在科学论文中。更重要的是，今天的科学知识就像大城市的摩天大楼一样拔地而起。没有人能读完所有内容，更不用说记住每天发现的新东西。仅在肠道细菌领域，从《肠子的小心思》一书出版到现在，新发表的科学论文就有10万多篇。然而，目前我们可以保留一种正确的基本认知，即对事物的敏锐度。这能让我们将可疑的灵丹妙药、令人疲惫不堪的保健处方与真正对我们有益的东西区分开来。尽管有大量新的研究报告，但这本书仍无须做太多改动，只是在肠脑轴方面做了一点补充，就发酵蔬菜说了几句实用的话。

现在的我是一名医生，我很惊讶，我一直认为这两件事都可以做到：治疗疾病和让人们对自己的器官有一种正向的感觉。但这往往不能同时进行，也是两种不同的活动，都需要人们用时间、专注和注意力去研究。

我想说，这就是为什么我今天才理解这本书的真正价值：它是一个小小的指南针，我们可以把它握在自己手中，给我们一些方向感，也许还是过马路时保护我们的一种友好力量。

译者的话

前些年，这本书火遍了德国的大街小巷。在过年、过节、生日或婚庆的礼品单上，一定都能见到这本书的身影。我就在圣诞节的时候连收了两本，这还不包括我之前买的那本。一本写肠子的书为什么能成为最佳畅销书？当然不（只）是因为作者长得水灵，而是因为这本书真的好玩又好看。

中国是个民以食为天的国家，放眼我的朋友圈，一半是父母辈最爱的食疗养生帖，一半是各路吃货发图拉仇恨。不管你是资深吃货还是养生大咖，你有没有想过，美食在吃下去之后、迂回出来之前，都在肚子里经历了什么？为什么吃下去的东西形态万千，可拉出来的东西却长得大同小异？

问完这两个问题，如果你以为这本书主要说的是便便，那就大错特错了。虽然肠子是个巨大的造便工厂，但是便便只是垃圾而已，真正伟大的产品是被身体吸收掉的各种营养物质。

欧美国家有句俗语，"you are what you eat"，你吃的是什么决定了你是个怎样的人。其实不仅仅是你吃下去的东西，你的肠子对什么敏感、能吸收什么，也决定了你是怎样的人、有着怎样的生活质量。看完这本书，你可能会开始怀疑人生——我们的身体究竟是不是由自己在做主？其实不光身体，你的心情、你过的生活……又真的是完全由"你"自主选择的吗？甚至，"你"又是谁呢？我不告诉你，你自己去书里找答案吧！

一直以来，我都想为家人找一本好的健康科普书。可惜国内的健康丛书虽然琳琅满目，但翻开来却发现都是"100个健康小诀窍""50个长寿小技巧"之类的内容。我觉得这一点是中国和德国非常不同的地方。在中国，老祖宗留下来的智慧结晶，很多都是经验科学、传承的手艺；德国人很喜欢问为什么，把实际应用理论化，然后运用到实践中，再从实践中提升理论，不断地交叠思考。所以，扎染[1]在中国传承千百年下来成了文化，而在德国成了$C_{16}H_{10}N_2O_2$[2]。

话一下扯远了。总之我坚信，一本健康科普书的意义，不仅在于告诉大家该怎么做，还要告诉大家为什么要这样做，以及以后碰到类似的情况该怎样举一反三。

直到看到这本书，我才觉得靠谱了。书里面写的虽是正统的医学知识，但是深入浅出，风趣又好玩，当成小说看也完全没问题。这本书的书名中虽然提到了"肠子"，但内容说的绝不仅仅是肠子。身体里的五脏六腑是协调合作的团队，肠子再重要，它也只是团队里的一员。所以这本书从基础知识讲起，从解剖结构到

---

1. 扎染，古称扎缬、绞缬、夹缬和染缬，是中国民间传统而独特的染色工艺。织物在染色时将部分结扎起来使之不能着色的一种染色方法。——编者注
2. $C_{16}H_{10}N_2O_2$，即靛青（Indigo），是一种具有3000多年历史的还原染料，也是最早发现的天然染料之一，是我国古代最重要的蓝色染料。靛青为深蓝固体，微溶于水、乙醇、甘油和丙二醇，不溶于油脂；主要用于食品、医药和日用化妆品的着色。——编者注

里面的神经系统、到依附的微生物群、再到和其他脏器的关系，全面系统地讲解了整个消化系统是如何工作的。器官长成那样是有原因的，身体里的世界也同样有着蝴蝶效应。只有了解了这些，你才有可能懂得身体传达给你的种种信号，并且对这些信号做出恰当的回应。

为了给我的家人好好科普，我毛遂自荐翻译了这本书。能完成这个浩大的工程（对我而言），我要特别感谢我的同事 Julia Pfister，在我专业知识卡壳的时候和我一起探讨研究。此外，也要感谢朱小姐，在我压力巨大、负能量满满的时候激发我的小宇宙。

译书的时候，我总是想着怎样解释才能让我妈看明白，德国小年轻间说的笑话怎么说才能让我妈也会心一笑。希望这种心情也能传达给在看这本书的你，也希望这本书能给你带来些启发，就像当时它启发了我一样。

钱　为

于慕尼黑

PART 1

迷人的肠子

PART 2

有趣的肠神经

PART 3

喧闹的微生物世界

PART 1

迷人的肠子

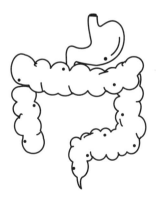

如果我们能超越视线范围的限制，这个世界会变得有意思得多。一棵大树，笔挺的树干顶着圆圆的树冠。眼睛告诉我们：这形状就像把勺子。但是有时"眼见并不为实"，一棵大树要比勺子复杂得多。在地下，树根蔓延生长，甚至比伸向天空的树枝还要繁茂。如果大脑理性地分析一下就会发现，大树的模样应该更像杠铃，可是大脑偏不这么想，因为大脑接收到的信息绝大多数来自亲眼所见，比如现在眼前的树木，或者以前在某处看过的树木的图画。如果完全依赖自己的眼睛，当我们掠过成片的森林时，大脑里的画外音一定是：这是勺子、勺子、勺子！

　　如果在生活中我们也是这样只看表面不看本质的话，就会错过很多伟大的事情。我们皮肤下的世界无时无刻不在暗流涌动：流淌、泵压、吸吮、挤压、破裂、修复、重建……所有的器官组成了一支训练有素的队伍，完美配合、高效运作。而运作这样一支强大的队伍，一个成年人每小时所需要的能量仅和一个 100 瓦的电灯泡一样多。

　　肾脏每分每秒都在一丝不苟地过滤血液里的毒素，不但比世界上任何一台咖啡过滤机都细致精妙，而且大多数情况下还终生免修。肺的结构设定是超节能型的，只有吸气的时候耗能，呼气则是全自动的。如果身体是透明的，你就能看到肺有多奇特、多漂亮，它就像个设计精密的发条机器，却又如此柔软、安静。而心脏，那个爱你的心脏，那个为你一天泵不止 10 万次、全年不歇、终身无休的心脏，在你情绪低落、怨天尤人的时候想到它不求回报的爱，会不会感到些许欣慰呢？

如果我们能超越视觉的限制，就让我们一起来看看，一个人是如何由一团胚胎细胞生长为人的。简单来说，我们差不多是由三根"管带"衍生而来的。第一根管带贯穿我们全身并在中间打了个结，这是血管系统，中间的结就是所有血液汇集的地方——心脏。第二根管带几乎与脊背平行，这是脊髓中的神经系统，从这里衍生出了遍布全身的大小神经。管带的一头向上生长膨大，在身体顶端形成了一个复杂的神经囊，最后成为大脑。第三根管带由上而下、纵向贯穿整个身体，这是原始肠管（以下简称"原肠"）。

原肠负责构建身体的内部结构。它向左向右隆起两个细胞团，细胞团将长成我们的两片肺。原肠往下面的一小段则向外翻转形成我们的肝，同时也将形成胆囊和胰腺。至此，原肠的宏伟工程才刚刚步入正轨。它开始投身于复杂的消化系统建设工程，先建了根灵活矫健的食管，又建了个可以储藏食物数小时的胃囊，最终原肠完成了它最伟大的作品：以它命名的肠子！

长久以来，其他两根管带的代表作心脏和大脑都饱受美誉。心脏是至关重要的器官，有了它才有源源不断的新鲜血液，为身体提供能量；大脑更是复杂又神秘，有了它才有思想的火花。而说到肠子……这有什么好说的，尽是些厕所的事。除了懒洋洋地待在肚子里，安置一下便便，时不时放个响屁，还真想不起来它有什么其他本领。事实上，这样的想法大错特错，你太小瞧肠子了！

　　本书就是要努力扭转这样的观点。我将带你超越视野的限制，还原这个世界本来的神奇面貌：树木可没勺子那么简单。我们的肠子魅力无穷！

排便便的奥秘

记得有次室友过生日，我在厨房准备着，她一进厨房就问我："朱莉娅，听说你是学医的，你倒是说说人是怎么排便便的？"用这样一句话开启我的记忆之旅实在有点儿尴尬，但是这个问题确实对我影响深远。当时，我立刻冲回房间，把书摊了一地，开始寻找答案。当我从三本书里拼出真相的时候，简直惊呆了，就这么个稀松平常的事情居然蕴藏了意想不到的奥妙。

排便是个技术含量较高的动作，只有两大神经系统通力合作，才能得体又干净地完成这一过程。除了我们人类，几乎任何其他动物都无法把这个动作做得如此规范又井井有条，这一切都要归功于我们身体里五花八门的"装备"和"技能"。

先从肠子的出口——肛门说起，这里就用上了一套精妙的肌肉闭合机制。你能有意识地收缩和放松的那部分，叫外括约肌，是不是已经感觉到了？肛门向里的几厘米处有一块功能和外括约肌相似的肌肉，叫内括约肌，但这块肌肉是我们无法自主控制的。

这两块括约肌各司其职，分别效命于两大神经系统。外括约肌服务于较为高级的主观意识，如果大脑认为现在还不是上厕所的时候，外括约肌就会忠实地听从指挥，尽力缩紧，严防死守。内括约肌则隶属于不受主观意识控制的体内世界，它才不在乎你身处何方，想不想留下"仙气"，只要是对身体有益处的事，它就坚决执行。要是全听它的，估计到处都屁声阵阵、"仙气"飘飘了。

所幸两块括约肌配合紧密，让我们避免了"大便无法自理"的尴尬。当便便到达内括约肌时，它会反射性地张开。但是它可不会一下就"大开绿灯"，一点儿不给外括约肌准备时间，而是会先试探性地放出一支小分队去侦察情况。两块括约肌之间布满了传感细胞，它们会先分析一下小分队的性质，比如是固态的还是气态的，再将信息上传至大脑。这时大脑会收到信号："军情紧急"或者"没什么，就是个幌子"。同时，大脑会借助耳朵、眼睛传来的信息，综合以往的经验对外界环境作出评估，并制定相应措施。数秒内，大脑便作出初步决策，并把它下达给外括约肌："我观察过了，你现在可是在阿姨的客厅里，最多只能让气体部分悄悄通行，固体部分要守住！"

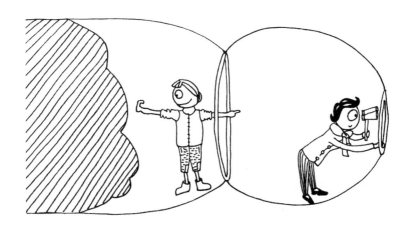

外括约肌理解指令后便乖乖地收得更紧了些。接着，内括约肌也接收到了这个信号，它尊重同事的决定。于是，两者合力将小分队安置回等待区域。放行是迟早的事，只是不是此时此地。稍过些时候，内括约肌会再试探一次，那个时候你已经悠闲地躺在自家的沙发上了，大脑军旗一挥：放行！

内括约肌不仅有原则，而且是有原则到没有讨价还价的余地，它的理念就是：该出去的一个不留。外括约肌则不同，它必须应对外界复杂多变的环境："这里有个厕所，他们应该会愿意借我用一下吧，可是去还是不去呢？""我们也挺熟的了，放个屁应该没什么大不了的吧，可是非要由我开这个头吗？""如果我现在不去厕所，今天晚上才能回家，那不得憋一整天？"

以上是括约肌的内心世界，听上去可能登不上大雅之堂，但它却触及一个终极问题：体内环境和身外世界，究竟哪个对我们来说更重要？为了融入周围的环境，我们到底打算让身体做出多大的让步？有人憋屁憋到肚子疼，有人在家庭聚会上响屁连连却脸不红心不跳。为了能让身体健康和社会关系都良好地可持续发展，拜托你还是在这两个极端之间找个平衡点吧。

经常憋着不去厕所，内括约肌就会越来越倦怠，甚至可能会来个 180 度大转性。当外括约肌经常地约束内括约肌及其周围的肌肉时，就会严重打击它们的积极性。如果内、外括约肌的沟通变得越来越困难，你就离便秘不远了。

对孕妇来说，即便没有故意忍着不上厕所，也可能出现产后便秘。这是因为，负责在内、外括约肌之间传递信息的神经纤维极为纤细，分娩时它们很容易断裂。好在人类的神经可以自行生长愈合，不管是分娩还是其他原因导致的损伤，都可以用一种生物反馈疗法来医治，这种疗法可以帮助被隔断的内、外括约肌重新架起传递信息的桥梁。

做这项诊疗一定要去指定的胃肠道专科门诊，那里有一种专门的机器可以检测内、外括约肌之间的合作情况。如果合作顺利，它就会"叮咚"一声或者闪下绿灯以示奖励，就像电视里的有奖问答节目，一旦回答正确，舞台上就会闪闪发亮、叮当一阵乱响一样。唯一和电视里不同的是，你旁边站着医生，而且你的"菊花"里插了一个传感电极。尽管这个画面有点儿不雅，但这个疗法还是值得一试的：一旦内、外括约肌"冰释前嫌"，你就可以马上兴高采烈地奔向厕所啦。

括约肌、传感细胞、主观意识，还有诊所里的"有奖问答"，这些都让我的室友听蒙了，同样听蒙的还有一帮来参加她生日派对的经济系学生。那天晚上还是很有意思的，而我也意识到，很多人其实对肠子这个器官充满了好奇。大家围绕这个话题又聊了很多，古怪的问题层出不穷：我们一直以来上厕所的姿势是否正确？怎样打嗝才能轻点儿声？为什么人类可以从牛排、苹果或者土豆中汲取能量，而汽车只能靠特定型号的汽油发动？盲肠是用来干什么的？为什么大便是那个颜色？……

这些问题激发了我学习和分享的动力，以至于现在我的室友只要一看见我冲出厕所和一脸兴奋的表情，就知道我又发现了什么关于肠子的趣闻轶事：比如迷你马桶，还有发光的大便。

你坐在马桶上的姿势很可能不正确

　　或许我们该时不时地审视下自己长期以来养成的习惯：每天去车站走的路真的是风景最美又最近的吗？把侧面的头发留长盖住秃掉的头顶真的不是自欺欺人吗？又或者，你坐在马桶上的姿势正确吗？

　　不是每个问题都能找到清晰的答案的，但是如果你勤于动脑、经常换位思考，多少还是能有点儿启发的。多夫·斯科若夫（Dov Sikirov）估计就是这么想的。在一项实验中，这位以色列医生要求28名实验对象分别以三种不同的姿势上厕所：一种是非常普遍的坐便式；一种是蹲坐在一个特制的迷你马桶[1]上；还有一种是类似在荒天野地里解决问题的蹲坑式。斯科若夫医生则负责在旁边卡秒表，以及监督每个实验对象排便完填写一份调查问卷。实验结果非常明朗：蹲坑式平均耗时50秒，而且实验对象一致认为便便过程很舒爽。相比之下，坐便式如厕平均耗时130秒，似乎还有些意犹未尽。（插一句，想象一下坐在一个迷你马桶上，真是可爱

---

1. 为实验特制的小马桶，类似于痰盂。

死了！）

为什么会出现这样的结果呢？因为我们的肠道闭合机制不是为坐着上厕所设计的，在坐姿状态下它没法完全打开出舱口。不管站着还是坐着，肠道外围都有一块肌肉像套索一样包裹着它向一个方向牵引，这就产生了一道弯曲的折痕。这种类似弯曲扣锁的机关可以为肛门括约肌减轻不少负担。你可以把它想象成花园里浇水用的橡胶管。浇水的时候突然不出水了，多半是管道的哪个地方打了个结，只要把打结的地方撸直，过不了多久水管就又通了。

还是说回肠子里的弯弯绕吧。在肛门附近，从降结肠（倒数第二节大肠）到直肠（最后一节大肠）拐了个大弯，这有什么用呢？这是为了让粪便在拐弯处顿一顿，就像在高速公路的出口处不得不刹车放慢速度一样。再加上刚才说的肌肉套索，这样不管站着还是坐着，肛门括约肌都可以不太费力地就将粪便憋住。一旦包裹大肠的肌肉放松，折弯就消失了，路障解除，随之而来的就是一泻千里。

从原始时期开始，人类就是蹲着大便的，这也是最自然的排便姿势。到18世纪末，坐便器和现代意义的卫生间被发明了，人类才开始坐着排便。"因为山顶洞人就是蹲着排便的"，这样的解释对医生来说太不严谨了。谁说因为我们的祖先是这么排便的，就证明蹲着上厕所更利于肌肉放松、排便畅通？

于是日本研究人员做了下面这个实验：他们让实验对象吞下一些荧光试剂，然后用不同的姿势上厕所，同时接受X光照射。实验结果如下：一、没错，在蹲坑状态下，肠道确实变得笔直，排便通畅彻底；二、世界上还真有这么为科学献身的人，吞下荧光剂不说，居然还能忍受拉荧光便便时让人全程 X 光跟拍！我不得不说，这两点都让人印象深刻。

类似痔疮和结肠憩室这样的肠道疾病，还有便秘，似乎只集中暴发于那些习惯用坐便器的国家。肌肉组织松弛并非罪魁祸首，原因另有所在，尤其对年轻人来说，很多人发病的原因是肠道受到的压力过大。有些人在压力大、精神紧张的情况下就会绷紧腹肌，有时绷了整整一天还对此毫不察觉，痔疮自然不愿意待在压力过大的地方，还是溜到身体外面轻松自在。同理，肠子内部的组织如果不堪压力也只好向外跑，于是肠壁上会冒出一个个灯泡状的外翻小瘤子，就形成了结肠憩室。

当然，坐便器肯定不是诱发痔疮和结肠憩室的唯一原因，但是在全世界 12 亿蹲着如厕的人中，确实没发现什么人有结肠憩室，得痔疮的人的比例也要少很多。想想看，我们每天优雅地坐在马桶上，用一个对肠道来说特别别扭的姿势，努力用劲把便便挤出去，却也附带着把痔疮、憩室挤了出来，情况糟糕的话还得去看医生。为了看似高大上的马桶放弃蹲坑，这样的代价真的值得吗？

不仅如此，医生们甚至推断，如果在马桶上如厕时经常性地用力过猛，患静脉曲张、中风或在排便时晕厥的可能性也会明显增加。

一个朋友在法国度假时给我发了条短信："法国真是变态，有小偷专门偷高速公路上的马桶，连着三个厕所里的马桶都被偷了！"我忍不住哈哈大笑，因为——一、他居然真的以为法国的蹲坑厕所是被小偷洗劫的结果；二、这让我回想起第一次在法国见到蹲坑时，地上的大洞把我吓得泪眼汪汪、左右为难：在这个

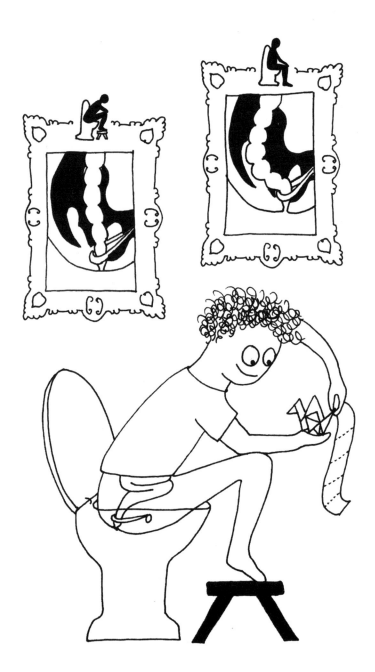

坑上面架个马桶就这么难吗？

其实在很多亚洲、非洲国家，还有南欧国家，当地人都是蹲着马步或是像滑雪运动员一样"骑"在厕所上速战速决的。而德国人则习惯悠闲地坐在马桶上，要么翻翻报纸，要么提前折好厕纸，要么四周打量一下浴室里哪个角落还需要打扫，要么干脆盯着面前的墙壁发呆，坐在马桶上的这段漫长又无聊的时间，总要想个方法打发掉吧。

当我把上面这段写好的文字念给家人听时，他们的表情越来越难看，我猜他们内心是崩溃且拒绝的："你是想说服我们撬了家里的陶瓷马桶，然后蹲着对准一个洞大便吗？门儿都没有！不撬马桶改成蹲在马桶圈上也不行！要得痔疮就得痔疮吧！"

其实没那么夸张啦，坐在马桶上我们也可以达到蹲坑的顺畅排便效果——只要脚下垫个小板凳，上半身微微向前倾，找好角度，成了！就这么简单，现在你又可以在大便的时候读书、折纸或者专心发呆，妈妈再也不用担心你得痔疮了。

通往消化道的入口也很神奇

你可能会觉得肠子的出口很神奇，因为很少有人去研究它，平时没事时人们对它的过问也是少之又少。我要在这里郑重声明，值得惊叹的地方可不只有消化道的出口，消化道的入口也同样神奇。尽管这个入口每天刷牙的时候你都能把它里外看个遍，但你真的了解它吗？

唾液腺：抗菌、镇痛、助消化的全才

现在就用你的舌头去感受一下第一个神秘之处吧。它们是四个小凸点，其中两个分布在我们腮帮子内侧靠中间的位置，正对着上颌第二磨牙。你找到左右两边腮帮子里隆起的这两个小点了吗？许多人都误以为，这两个凸点是不知道什么时候被咬到肿起来的。其实不然，这两个略微鼓起的小凸点每个人都有，而且长在同一个位置。另外两个小凸点位于舌头下面的舌根处，在舌系带的两侧，左右各一个。可别小看了这四个小凸点，它们是唾液腺导管在口腔开口处形成的黏膜乳头，我们的唾液就源于此。

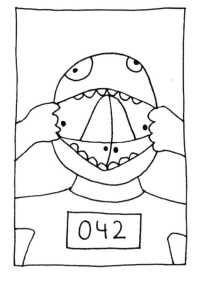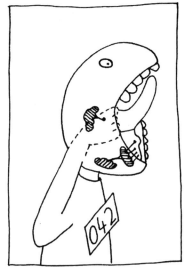

● ＝ 分泌唾液的小凸点　　　 ＝ 藏身于小凸点后的唾液腺

　　腮帮子内侧的黏膜乳头只有在特定情况下才会分泌唾液，比如吃饭的时候；而舌头下面的黏膜乳头则会全天无间隙地分泌唾液。如果钻进舌头底下的黏膜乳头顺着唾液导管逆流而上，就能追踪到唾液腺了。大部分的唾液都由这里生产，每天可产 0.7 ~ 1 升。从喉咙沿着下颌方向往上走，那里有两块圆圆的隆起，请允许我介绍一下，这就是唾液产量惊人的唾液腺。

　　由于正对着源源不断分泌唾液的舌下腺开口处，下门牙的里侧很容易形成牙结石。唾液中的含钙物质可以帮助加固牙釉质，可是作为牙齿，由于长期不断地接受四面八方唾液的洗礼，还是有些招架不住的。不仅是牙齿上，那些在牙缝和口腔晃荡着的无辜小颗粒也顺带着被钙化，成了牙结石。牙结石本身并不是什么大问题，关键是相较于我们自身光滑的牙釉质而言，它的表面实在太粗糙了，很容易沦为引起牙周病或龋齿的病原微生物的寄居之地。

可是我们的唾液里怎么会有含钙的物质呢？这是因为，唾液其实是被过滤了的血液，血液经由唾液腺过滤形成唾液。唾液腺负责把红细胞筛选、拦截在血管里，我们的口腔可不需要血盆大口。相反地，钙、激素或者免疫系统的抗体会顺利通过唾液腺的筛选被保留在唾液中。正因为如此，人与人的唾液成分会有所差异，医生甚至可以通过对唾液样本的检测来诊断某些免疫性疾病或者某些特定的激素。当然，唾液腺除了筛滤功能外，还会往唾液里添加一些额外的物质，比如之前说过的含钙物质，甚至是具有镇痛功能的物质。

我们的唾液中存在着一种比吗啡还强效的镇痛成分，这种物质一直到2006年才被发现，并被命名为"唾液镇痛剂"（Opiorphin）。当然了，该成分在唾液中的含量是微乎其微的，不然的话，我们估计每天都会处于"嗨了"的状态。但即使只是微量，它也帮了大忙，因为我们的口腔其实是特别敏感的"娇小姐"！这里是全身上下神经末梢最集中的地方，即便卡了一粒小小的草莓籽都会引起不适，更别说饭里掺着的沙子，每一颗都不会被放过。同样的小伤口，在手肘上我们可能都不会有所察觉，可要是换到嘴里，立马就会疼得撕心裂肺，以为是腮帮子被戳得裂了个大洞。

而且，这还是在有镇痛剂的情况下呢！要是唾液里没有这种镇痛成分，那痛感简直无法想象。我们在咀嚼食物的过程中，唾液腺会分泌出大量的口水，也就夹带着释放出额外量的镇痛物质，所以通常喉咙疼的时候，吃完饭会觉得好很多，或者吃完饭后口腔里的小伤口也没那么疼了。当然了，不一定非要靠吃饭，嚼嚼口香糖，我们的口腔也能自发分泌这种镇痛剂。

不仅如此，最近一些新的研究表明，这种唾液镇痛剂甚至还具有抗抑郁的作用。有些人心情差的时候喜欢暴饮暴食，这是否恰巧是潜意识急需大量唾液镇痛剂的外在表现呢？我想，也许几年后，镇痛及抗抑郁领域的医学研究就能给这个问题一个合理的解释了。

唾液不仅能帮助口腔这个"娇小姐"免受疼痛的折磨，还能帮助它抵御各种有害细菌的入侵。其中一位超级英雄叫作黏液素。黏液素，顾名思义，就是黏液状的分泌物。如果你用口水吹过泡泡的话，那你对它一定不陌生。黏液素从唾液腺出口喷射而出，像一张大网一样包裹住我们的牙齿和牙龈，颇有蜘蛛侠射出蜘蛛网的风范。如此一来，有害细菌在攻击到牙齿和牙龈之前，就会被这张网困住，动弹不得，随后被唾液中的抗菌成分一举消灭。

跟唾液镇痛剂一样，唾液中抗菌成分的浓度也不高，唾沫无法对口腔实现彻底的消毒。当然，也没有这个必要，人类和细菌的关系不是势不两立的，我们还要考虑口腔里的"常住居民"，不能把它们都赶尽杀绝了。这些常住居民是一些无害的口腔细菌，只要有它们占着位置，那些真正有害的细菌就无法在口腔里找到容身之所了。

睡觉时我们几乎不会分泌唾液，对睡觉会流哈喇子的人来说，这绝对是个值得欣慰的好消息。假设在夜里我们也和白天一样分泌0.7 ~ 1升的唾液，那么睡觉流哈喇子该是个多么痛苦的习惯啊。但也正因为我们夜里几乎不会分泌什么唾液，所以很多人早上醒来会口臭或者觉得嗓子疼。一整夜近8小时没有唾液冲洗，对口腔里的微生物来说只意味着一件事——彻夜狂欢。有害细菌终于可以冲出牢笼肆意妄为了，而口腔和喉咙处的黏膜却没有唾液灭火队来救援。

所以，在睡觉前、起床后刷牙是个好习惯。睡前刷牙可以大大减少口腔内的细菌数目，当我们熟睡时，活跃在嘴巴里的细菌就只剩残兵败将了；而清晨醒来刷牙则可以帮助我们清扫掉"一夜狂欢"后的混乱。幸好我们的唾液腺是只勤劳的小蜜蜂，只要我们醒来它就会立刻醒来开工。哪怕再爱赖床的唾液腺，只要我们开始刷牙或者咬第一口早餐，也会汩汩地分泌唾液，开始兢兢业业地打扫卫生，要么奋勇抗敌，要么干脆直接把细菌冲进胃里，之后的事就都交给胃酸来搞定了。

扁桃体：对我好点儿就不切掉你

如果刷完牙之后仍然有口臭的话，有可能是因为有些散发着恶臭的细菌还残留在嘴里，没有被清理干净。这些狡猾的小家伙喜欢躲在新生成的黏液素网后面，这里恰好是唾液抗菌剂的盲区。这时候你不妨试试刮舌器，或者多嚼一会儿口香糖，这样可以刺激口腔分泌出足够量的唾液，把藏在黏液网下的细菌冲出来。要是这些办法都不管用，罪魁祸首可能藏匿在另一个地方。在我做进一步解释之前，我先给你们介绍下口腔中的第二个神秘之处吧。

这个神秘之处绝对会让你大吃一惊，就像你以为你够了解某人了，结果发现他还有出人意料疯狂的一面：就好比时尚可爱的女秘书居然同时经营着野生雪貂基地；又好比当红重金属乐团吉他手的最大爱好居然是打毛线，因为打毛线可以让他一边放松一边锻炼手指灵活度；或者又好比我们自己的舌头——惊喜总是在自以为了解后出现。你不妨伸出舌头照照镜子，再使劲伸下看看。无论你怎么用劲都没法看到它的全部。那你好奇这舌头后面长什么样子吗？它的后面就是我要说的神秘之处，也是惊喜的地方：舌根。

舌根处风景独好，这里布满了连绵起伏的粉红色小丘壑。如果你的喉咙不是那么敏感、一碰就吐的话，你可以小心地把手指伸到舌头的最深处，那里能摸到舌黏膜下的许多向上隆起的小结节。这些小结节的任务是负责检查所有我们吞下去的东西。无论是吃的、喝的还是吸入的空气，它们会连最细小的颗粒都挑出来抓回自己的领地细细审查，而在那里，有一支由免疫细胞组成的精锐部队正时刻准备着。像苹果、香蕉这类的老熟人可以很快通过安检，但是那些会引起咽痛的病原体可绝对不会被放过。说了这么半天，你找到那支隐秘部队了吗？如果你在舌根后面摸了半天也没对上哪儿是哪儿，没关系，因为这一大圈都属于同一个组织——免疫组织，它是我们全身上下有名的好奇宝宝。

准确地说，整个咽喉这一圈都被免疫组织覆盖，医学术语把这个地带叫作"瓦尔代尔氏扁桃体环"（Waldeyer's tonsillar ring）——咽淋巴环。咽淋巴环里又有几个大的探测热点：最下面是舌扁桃体，就是之前提到的舌根处的小丘壑；左、右两侧是腭扁桃体，就是我们通常说的扁桃体；上侧还有咽扁桃体，临近鼻子和耳朵（小孩子患扁桃体炎的时候经常会这里肿大）。如果你以前做过扁桃体切除手术，就会觉得自己不再有扁桃体了，这个想法可是大错特错的，至少从医学上来说是不成立的。就像刚才所说的，舌扁桃体、腭扁桃体、咽扁桃体——整个咽淋巴环都属于扁

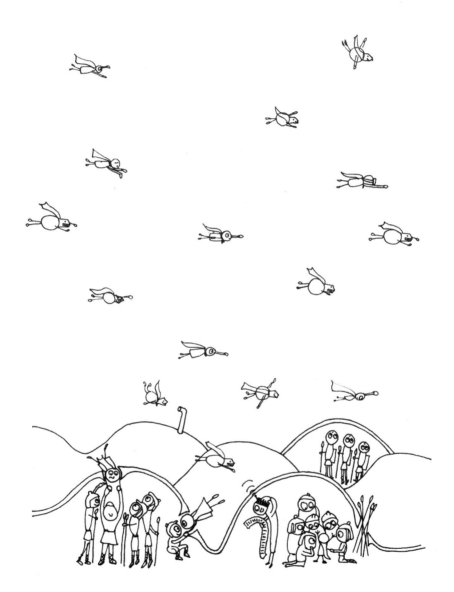

位于舌根，被称为舌扁桃体的免疫组织

桃体,而它们的职责也全都一样:发现入侵异物、训练免疫细胞。

如果不是万不得已,扁桃体还是不要轻易摘除的好。在舌根后的丘壑地貌中,扁桃体的结构其实不是"丘"而是"壑":扁桃体的黏膜上皮向扁桃体内部陷入形成隐窝,就像形成了一道道沟壑一样。这种结构的意义在于最大限度地扩大表皮面积,便于部署最多的部队。在这些沟壑里藏着脱落的上皮细胞、淋巴细胞及细菌等,有时候里面藏污纳垢太多又一时半会儿去除不掉的话就会导致扁桃体发炎。这也是扁桃体过于好奇勤劳的副作用。

现在说回到口臭的问题,如果你已经清洁了舌头和牙齿,却还是有口臭,那你不妨检查下扁桃体,如果它还没被切掉的话。因为这里有时候会藏着一些臭不可闻的白色小结石!很多人都不知道还有这个玄机,导致他们无论怎么刷牙、漱口或者刷舌头,整整几个星期了该怎么臭还是怎么臭。其实不去除它,这些小结石过段时间也会自己乖乖跑出来的,那时一切就又都会恢复正常了。要是你想变被动为主动的话,也可以用手把它们挤出来,口臭很快就会消失,当然这需要点儿小技巧。

首先,要确定口臭是否真的来自这里。最好的办法就是用手指或棉签在自己的扁桃体上擦拭一下,如果取出来闻着有臭味,那你就可以开始"寻宝"游戏了。去耳鼻喉科医生那里是比较舒适安全的选择。

除此之外,民间也流传着很多对付这些扁桃体结石的偏方。有的人坚持每天多次用盐水漱口,而另一些人则坚定地认为有机食品店里卖的新鲜生酸菜会管用,还有一些人则断言,想要和结石永远说再见就必须放弃奶制品。医生说:以上任何一条都没有充分的科学依据。反倒是关于什么时候可以切除扁桃体的问题已经被研究得很透彻，结论是 7 岁以后。

过了 7 岁，我们应该也算见过大世面了，至少对免疫细胞来说是这样的：小朋友出生来到一个完全陌生的世界，被妈妈抱抱亲亲过，去公园里玩耍过，摸过小动物，得过几次感冒，每天在学校里接触过一大堆人……完成这些深度训练后，免疫系统就成功毕业，开始正常工作了。

之所以 7 岁之前最好不要切除扁桃体，是因为它还要担任重要的培训任务。培训免疫系统可不仅仅是为了对付感冒，它对我们的心脏健康和保持稳定的体重都起着至关重要的作用。比如，谁要是在 7 岁之前就切除了扁桃体，他患肥胖症的可能性就会增加很多。至于为什么会这样，医生们到现在也没找到原因，但这个研究课题越来越火爆。体重过轻的孩子倒是可以恰好利用这个"扁桃体增肥效应"来增加体重以达到正常范围。不管是以上哪种情况，我都建议家长们，如果你们家的小朋友做了扁桃体切除手术，那么请务必多加留心他们术后的膳食均衡。

碰到了万不得已的情况，即使还没到 7 岁，扁桃体该切还得切。比如，扁桃体过于肥大，导致睡眠或呼吸困难，那什么样的增肥副作用都变得无足轻重了。扁桃体肥大说明我们的免疫系统在积极防卫，尽管忠心耿耿让人为之动容，但是它肿到一定程度就弊大于利了。一般情况下，医生也只会把挡路的那部分用激光切除，而不是会马上切除整个扁桃体。当然，如果扁桃体持续发炎的话就要另当别论了。长期发炎，免疫系统总是处于紧张的状态，从长远来看会影响身体健康。所以，无论是 4 岁、7 岁还是50 岁，如果免疫系统长期过分敏感，切除扁桃体有时也不失为一种治疗良方。

对患有银屑病 [1]（俗称牛皮癣）的人来说就是如此。因为自身的免疫系统过于紧张敏感，患者饱受皮肤瘙痒和皮肤炎症（往往从头部开始）或者关节疼痛的折磨。另外，患牛皮癣的人比一般人更容易嗓子痛。一个可能的原因就是那些细菌长期藏身于扁桃体中，连续不间断地挑战免疫系统。30 多年来，很多病例有案可查：一旦切除扁桃体，患者的皮肤病就会随之大大好转，有的甚至能自然痊愈。2012 年的时候，一队来自冰岛和美国的研究人员决定好好研究一下扁桃体和牛皮癣的关系：他们把 29 位有牛皮癣并伴有嗓子痛的患者分成两组，一组人切除扁桃体，而另一组保留。共有 15 位患者被切除了扁桃体，其中有 13 人病情明显好转，之后也没有再恶化，而没有被切除扁桃体的那一组病情则毫无起色。同理，最近有风湿类疾病的患者也越来越多地尝试切除扁桃体疗法，当然，前提条件是已经有足够多的证据表明这是扁桃体惹的祸。

扁桃体去还是留？两者各有利弊。那些很早就不得已切掉扁桃体的人，也没有必要担心免疫系统会因此错失了在口腔里学习和磨炼的机会。被切掉的只是腭扁桃体，别忘了还有舌扁桃体和咽扁桃体呢。反之，那些留下扁桃体的人，也完全不用担心潜伏在里面的细菌：其实许多人的扁桃体上根本没有那么深的隐窝可供细菌潜伏，所以也没有多少细菌能藏匿在那里。舌、咽扁桃体由于构造不同，根本无法作为细菌的藏身之处，它们自带的腺体会定时给自己来个大扫除。

口腔里的世界每时每刻都忙碌着，却又有条不紊：唾液腺喷

---

1. 一种常见的多基因遗传性皮肤疾病。

射出黏蛋白网，负责保护牙齿，减轻口腔的敏感度。扁桃体们时刻监控着外来的异物颗粒，随时准备指挥调度它的免疫部队。这些都是必需的措施，因为口腔是进入我们身体内部的门厅。吃进来的食物在门厅里还敌我分明，一旦过了这一关，就要开启一段化敌为友的漫长旅程了。

肠胃系统越靠近越美丽

　　有些事情越了解就越失望。比如，广告里的榛子巧克力球并不像描述的那样，由农场里的家庭主妇满怀着对烘焙的热爱手工制作而成，它在到你手里之前，只在工厂的流水线上待过。又如，上学后，之前你对学校充满乐趣的幻想很快就会破灭。生活里点点滴滴的背后多半都很无聊、琐碎。所谓距离产生美，只可远观而不可亵玩焉。

　　但是我们的肠道系统却完全相反。从远处看，它实在没什么出彩之处：口腔后面连接着一个 2 厘米宽的食道，食道穿过喉咙避开胃的顶端，从侧面插入胃囊。因为胃的右侧比左侧短很多，所以胃囊的形状如同一个往右倾斜的半月形小袋子。之后连着的是小肠，7 米的小肠曲里拐弯地绕在一起，最后晕晕乎乎地绕进大肠。大小肠的连接处还拖了一个貌似多余的盲肠，除了爱发炎，似乎也没什么本领。大肠则长得一节一节的，像是珍珠项链的失败模仿品。总之，看外表的话，整个肠道系统惨不忍睹，简直就是一条既不对称又不精致，还毫无形状可言的软管子。

　　不过，你先别急着喝倒彩。事实上，人体中很少有一个器官能这样，你了解得越多，越觉得它吸引人。肠胃系统真的是越靠近越美丽，我们就先从几个最神奇的地方开始了解吧。

食道：鼓鼓囊囊的它会蠕动

看看食道的路线图，你不觉得这家伙也太没方向感了吗？明明最直接的路径是径直插进胃的顶端，可它非要绕到胃的右侧从那儿接上。非也！人家这么做可是为了"曲线救国"。这个食道和胃的连接处被外科大夫称为贲门。尽管绕了一点儿弯路，但这完全是值得的，因为我们走路每迈一步时都会自动绷紧腹部肌肉，这时腹部的压力差不多是平时的两倍。当我们大笑或者咳嗽时，腹部的压力甚至会增加到4倍。这种压力会由下往上传给胃。假设食道正正地接在胃上方，那就出大事了，饭后百步走，每一步都会把刚才吃下去的给挤上来。多亏了贲门的侧面设计和胃囊巧妙的倾斜角度，自腹部上来的压力得以被分散掉很多，最后落在食管上的压力只有很小一部分。所以你大可放心，即使你笑得再放肆，最多也就是笑出个屁来，笑到吐还闻所未闻。

贲门的侧面设计虽然好处多多，但也有一个副作用——胃气泡。在所有X光片里你都能看到胃的上方有个小气泡，那就是它啦。气体的密度小，经过一段时间后都会飘到胃的顶部，而这里离侧面的出口（贲门）还有一段距离。这就是为什么很多人打嗝前会下意识地张嘴"喝下"一口气，因为吸气时吞咽的动作可以让食道的接口处接近气泡，只要一有机会，气泡就可以顺着食道"嗝"的一声奔向自由。如果是躺着打嗝的话，向左侧躺打嗝会容易很多。要是你习惯向右侧躺，那胃胀气的时候麻烦你放弃这个习惯，换个方向睡会让你舒服很多。

　　了解了食道的功能和构造后，是不是觉得它鼓鼓囊囊的外形顺眼多了？让我们再走近看一下，食道整体上是被几根肌肉纤维螺旋式包裹住的，这也是它能一鼓一鼓、波浪式蠕动的原因。如果把食道纵向拉伸，它不会被撕裂，而是会像电话线圈那样呈螺旋式伸展开。食道紧贴脊椎的腹侧，当你挺身仰头的时候，食道也会被纵向拉长，这时候食道变窄，上下闭合得更紧。所以，饱餐一顿后，挺起背坐直可以更有效地预防胃酸倒流。

胃囊：斜挂着的固、液分工区域

　　胃的位置比我们想象中要高很多。它差不多始于左边乳头的下方，终止于右肋弓的下方。如果你的胃痛低于这个倾斜的区域，那应该就不是胃痛了，很可能是肠子痛。胃的上方是心脏和肺，所以吃得太饱后，深呼吸这个动作的难度系数会一下加大很多。

　　在诊断的时候，医生经常会忽略 Roemheld 综合征，也称胃心综合征。简单来说，这个综合征就是指胃里聚集了过多的空气，以至于从下往上压迫心脏以及其他内脏神经。患者的主诉各不相同：有的感觉眩晕，有的感到恐慌、呼吸困难，更有甚者会感觉胸部剧痛，症状酷似急性心肌梗死发作一般。医生经常会误认为这些症状都是患者的臆想，明明检查不出任何明显的身体异常，却老是无病呻吟。其实如果医生问问患者有没有尝试过打嗝或者放屁，也许可以更有效地找到病因。通过打嗝和放屁释放掉体内的空气，可以有立竿见影的效果，但是为了长久的疗效，还是应该从预防胃肠道胀气入手。

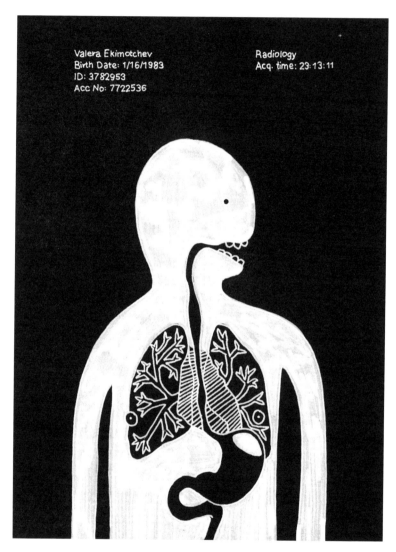

通常在 X 光片里，像牙齿或者骨头这样高密度的物质会显淡色，而密度较低的物体，比如胃气泡或肺里的空气则会显暗色。为了更清楚地展示胃气泡，这里没有用真实的 X 光片，而是手绘模拟了一幅。胃里白色的那块就是胃气泡。

患者可以尝试一下放弃容易引起胀气的食物，调养修复肠胃菌群，尽量少喝或者不喝酒。在酒精的作用下，产生气体的细菌能以千倍的速度繁殖，有些细菌还直接把酒精当作它们的食物（比如能让水果发酵产生酒味的细菌）。如果这些细菌在肠道里太繁荣昌盛的话，在它们一夜辛勤劳作后，每天早上迎接你的都将是一场壮观的交响乐协奏曲表演。这么一想，是谁说"酒精杀菌"来着？

现在我们再折回来说说胃囊奇特的形状吧。胃一侧短一侧长，整体看是个弯曲倾斜的囊状，这一奇特形状使胃的内里产生很多皱褶。虽然，在消化器官里胃的颜值低了些，驼背弯腰还满脸皱纹，但是人家丑有丑的道理。当我们吃饭的时候，喝下的液体流出食道后可以顺着胃右边较短的一侧直接抵达小肠的入口，固体的食物吞下后则会被扔给胃较长的一侧。胃就是通过这样的分工来有效工作的，可以直接进入下一环节的走一边，需要进一步消化分解的走另一边。所以，胃可不是随随便便长歪的，它这样做是为了能够同时容纳两位消化专家，一位擅长对付液体，另一位更精通于对付固体。两位专家合二为一就成了我们的胃。

小肠：蜿蜒曲折的分解大师

在我们的肚子里躺着一条3~6米长的小肠，它松松垮垮地一圈圈盘绕着。我们跳蹦床的时候，它也跟着一起蹦；我们坐飞机，飞机起飞的时候，它也会被惯性推向座位靠背的方向；我们跳舞的时候，它也跟着欢快地舞动；我们肚子疼得皱在一起的时候，它也会一样皱起它的肌肉。

只有极少数人能看到自己的小肠。即使是做肠镜的时候，医生往往看到的也只有大肠。除了肠镜，吞下一种微型摄像机也可以检查整个消化道，你要是哪天有机会做这种检查的话，一定要仔细看看自己的小肠。如果你想象中的小肠是一个软软的、黑乎乎的通道，那现实中的它一定会惊艳于你。从摄像机镜头里看到的小肠，湿漉漉、软绵绵的，周身闪着粉色的光芒。很少有人知道，其实整个肠子只有最后一米才和粪便有些关系，在这之前的肠道里面是非常干净的（而且也没有臭味）。它们食欲满满、勤勤恳恳地处理着我们吞下去的所有东西。

与其他器官相比，猛一看小肠好像建造得不那么严谨。心脏拥有 4 个心室，肝脏有左叶和右叶，静脉有静脉瓣膜，大脑有左、右两个半球，而小肠就这么毫无方向感地盘着。但是如果你把小肠放在显微镜下，你一定会被它迷倒，这应该就是所谓的"美丽源于细节"吧。

为了创造尽可能多的使用面积，肠子里面可是折了又折。首先是肉眼可见的皱褶，这些皱褶创造的消化表面积相当于把小肠延长到了 18 米。是不是很赞？先别急，对小肠这样的完美主义者来说，这只是个开始。在小肠的表面，仅 1 平方毫米这样小小的面积上就长着 30 根细小的绒毛，这些绒毛几乎可以用肉眼观察到。之所以说是"几乎"，是因为它差不多在我们肉眼分辨率的临界值上，我们的肉眼刚好还能辨别出它们的大体结构。

在显微镜下，这些小绒毛连在一起就像细胞构成的波浪，跟细腻的天鹅绒看起来很相似。在更高倍数的显微镜下还能看见，其中的每个细胞上又布满了一簇簇细小的凸起，就像在绒毛上又长了绒毛（微绒毛）。而这些微绒毛上又布满了长得像鹿角的细胞

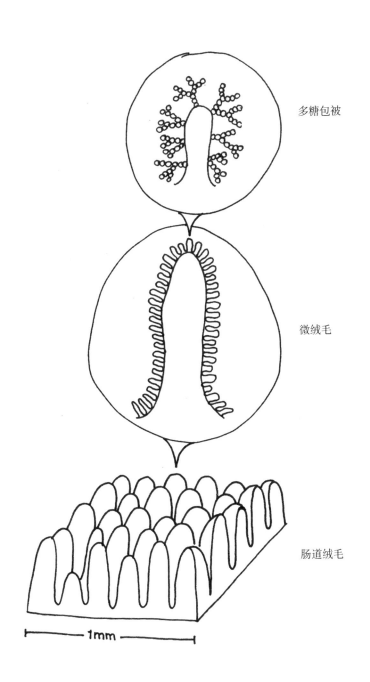

多糖包被

微绒毛

肠道绒毛

1mm

被，由于这层结构的主要成分是多糖分子，因此也被叫作多糖包被。如果我们把刚才说的皱褶、绒毛和绒毛上的绒毛全部展开抻平，那整个小肠差不多能摊到 200 平方米呢！

如果把小肠壁的表面积全部加起来，差不多是我们体表皮肤的 100 倍。需要用这么大的面积来消化吃掉的东西，比如一碗饭或者一个苹果，听上去是不是很不可思议？其实这牵涉到了消化系统的根本原则：最大化自己人，最小化外来者，直到它们小得可以被吸收并转化为我们身体的一部分为止。

这个过程始于口腔。苹果咬下去脆脆的声音之所以听着就让人觉得美味多汁，是因为这时千百万个苹果细胞被我们牙齿像戳气球那样碾碎，释放出果汁。苹果越是新鲜，它里面保存完整的细胞就越多，咬起来也就越发脆。当听见清脆的声音，我们就会自动联想到汁水迸射的画面和新鲜甘甜的味道。

水果我们喜欢吃清脆新鲜的，高蛋白食物我们则偏好那些热气腾腾的。牛排要烤着吃，鸡蛋要炒了吃，豆腐要煎一下才好——谁也不喜欢把生肉、生蛋、冷豆腐往嘴里搁。这些都是出自我们的本能。不管生鸡蛋是进了胃里还是进了炒锅，结果都一样：蛋白会变成白色，蛋黄会变成深黄色或橙黄色，两者都会凝结。如果消化得够久、我们又吐得够多，生鸡蛋吞进去再吐出来根本就是一盘炒鸡蛋。因为蛋白质不管是遇热（炒锅里的高温）还是遇酸（胃里的胃酸），反应都一样——解体（生物化学里叫作变性）。解体后，蛋白质的理化性质也发生了变化，比如之前还可以溶在透明的蛋清里，而现在则凝成了白色的块状物。我们的肠胃更喜欢变性后的蛋白质，因为这样方便进一步加工、吸收。所以烹饪相当于外包了第一步原本应由胃来完成的"解体"工作，这样本来需要消耗体内能量来完成的事，在体外便可以完成。

食物在经过口腔和胃的两道碾磨加工后，现在就剩下在小肠里做最后一步的分解啦。在小肠的最前端，肠壁上有一个小孔，这是十二指肠乳头。你还记得之前讲过的口腔内的唾液分泌点吗？这个十二指肠乳头跟它差不多，但是要大一些。只要我们一进食，肝脏和胰腺就会分泌出消化液输往此处。消化液从乳头喷进小肠，混在食糜里。它的成分在超市里卖的洗涤剂里也能找到：消化酶和溶脂剂。洗涤剂能有效清洁衣物，是因为它可以将黏在衣服上的各种油脂、含蛋白质或糖类的污渍溶解"消化掉"，然后和洗衣服的脏水一并排走。

小肠的工作原理非常类似，只不过任务更加艰巨。大块的蛋白质、脂肪和碳水化合物在这里被分解为可被人体吸收的营养物质，然后通过小肠壁被送入血液。这时候苹果块已经不再是苹果块了，而是含有亿万个养料分子的营养液。为了一个不落地迅速吸收完这些养料，肠道里自然需要很大的表面积，所以 200 平方米的消化面积一点儿都不多。何况这里面还包含了一些备用面积，这样万一不幸肠炎或者肠流感，吸收功能还不致全线瘫痪。

每根小肠绒毛里都包含了一根很小的毛细血管，用来负责运送吸收了的营养分子。所有的毛细血管会汇总起来，把吸收的养分输往肝脏接受质量审核。一旦发现有毒有害物质，肝脏会把它就地消灭，防止它混迹在大部队中进入血液循环系统。如果吃得太多，肝脏还能帮我们把过剩的养分储存下来，这里是人体的第一个能量仓库。

离开肝脏后，养分满满的血液会直奔心脏，心脏再马力十足地把它泵向全身上下的细胞。拿一个糖分子来说，它可能被运送到任何一个需要它的细胞里，比如右乳房的皮肤细胞，在那里糖分子被吸收，与氧气燃烧，产生能量用以维持细胞的活力。在产生能量的过程中还会有些其他副产物：热量及少量的水分。我们的身体里，无数的细胞里每时每刻都在发生着这样的能量反应，正是它们的副产物让我们的体温恒定在 36 ～ 37 摄氏度。

能量代谢的原理其实极为简单：一只苹果从种子到成熟，大自然在里面注入了能量。我们人类吃下苹果，把它变小直至分解为分子，这个过程中苹果里储存的能量被释放出来，帮助我们生存。所有由肠管衍生而来的器官都是为了创造养分、提供燃料给我们的细胞。

除了刚才说的胃、小肠，我们的肺也一样——"吸气"对它而言就意味着"吸取气态的营养"。事实上，我们的体重有相当一部分来自通过呼吸吸收的原子，而并非吃下的饭菜。对植物来说，绝大部分重量甚至就是来自空气，而非土壤。我在这里默默地祈祷一下，可千万别有哪本女性杂志脑洞大开，把这段断章取义为新的减肥方法。

所有的器官都需要我们消耗能量，只有到了小肠那里，我们才能挣一些回来，也正是小肠让吃饭变得如此有意义。很多人刚吃完饭不但没有变精神，反而还会犯困，这是因为吃下去的东西先要被各种形式消化，离小肠还远着呢。这时胃囊被摄入的食物撑开，我们已经不觉得饿了，但是为了给胃提供足够的动力去工作，身体不得不聚集起额外的能量，输送相当一部分血液到胃里。所以很多科学家都相信，饭后犯困是因为血大多流向了胃而导致的脑供血不足。

我认识的一位教授却持有不同观点："要是每次吃完饭，本来供给大脑的血液真的都流到了肚子里，那我们不是都得因缺血过度晕死过去吗？"确实，饭后疲倦也许还有其他原因：我们的身体会在饱餐后释放出一种化学信息素（同种个体之间可以相互作用的化学物质），它可以刺激大脑某一特定区域，从而让我们觉得疲劳。

疲劳感会干扰我们的大脑，让我们无法专心工作，但对小肠来说这却是件大好事。要知道，只有身体处在放松状态的时候，小肠才能最高效地工作，因为此时它可以指挥、动用体内大部分的能量，而且血液里也不会充满"压力荷尔蒙[1]"。所以，从消化的角度来看，吃完饭可以偷得片刻清闲的小职员，可要比压力巨大、精神紧绷的高级经理成功得多。

盲肠和大肠：多余的免疫成员和肥嘟嘟的营养守门员

躺在诊所的病床上，嘴巴里含着一个温度计，肛门里插着一个温度计，这样一点儿都不好玩。在过去，医生就是这样检查盲肠炎的，如果肛门的温度明显高于口腔温度，那么人多半就是患了盲肠炎。现如今，医生已经不会再依靠温差来判断人是否患了盲肠炎。确诊盲肠炎更准确的线索是发烧加肚脐右下侧疼痛（大多数人的盲肠都在这个位置）。

当盲肠发炎时，用手按肚脐右下侧会很疼，如果同时按肚脐左侧，疼痛感就会减轻很多；可是一旦将左侧的手挪开，"妈呀！"疼痛感就又回来了。这个灵异现象其实是因为腹腔的器官都是被

---

1. 指氢化可的松，又称皮质醇，是一种有机化合物，是从肾上腺皮质中提取出的对糖类代谢具有最强作用的肾上腺皮质激素，属于糖皮质激素的一种。

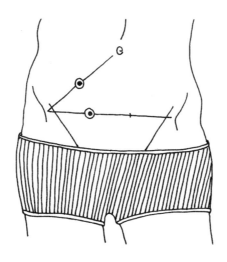

沿盲肠的三条结肠带向顶端追踪可寻到阑尾基底部。其体表投
影约在脐与右髂前上棘连线中外 1/3 交界处,这被称为"麦氏点"。
麦氏点的压痛及反跳痛是临床上急慢性阑尾炎的重要体征。

一层保护液包裹着的:当我们挤压肚脐左侧的时候,保护液就会
被挤到右侧,这对发炎的盲肠来说,就像周围多垫了几个水枕,
当然感觉舒服多了。除此之外,还有一个方法可以检测盲肠炎,
那就是在有阻力的情况下用力抬高右腿(最好有人帮着把腿往下
按,施加一个阻力)。如果觉得腹部疼痛,另外又恶心、无食欲,
那十有八九就是患了盲肠炎。

　　盲肠经常会被误以为是多余的器官。可是你去打听一下就会
知道,全世界没有任何一个医生在做盲肠炎手术的时候真的会把
盲肠切掉。盲肠是大肠非常重要的一部分,而盲肠炎手术切掉的
部分其实是拖挂在盲肠末端的阑尾。阑尾看上去就不像是一段正
儿八经的肠子,倒更像个瘪了气的气球,也难怪大家会记不住它

的名字，而用它家"主人"的名字盲肠来代替它。打个比方，这就和有人说"我住在法兰克福"，其实他是住在法兰克福旁边的一个小镇上是一样的道理。所以，大家通常说的盲肠炎其实应该叫阑尾炎才对。

阑尾不仅个头小到没能力参与食物的消化，它还挂在一个几乎没有食物会光顾的位置：小肠的出口直接从阑尾上面的一段侧身接进了大肠，食物压根儿没从它那里过。这样一个器官，更像是一个旁观者，冷眼看着周围"川流不息"的世界。

如果你还能回忆起口腔里的丘陵地貌和那些一个个隆起背后的意义，那么我要告诉你，阑尾的体内蕴藏着同样强大的能量！尽管阑尾距离它的小伙伴们有些遥远，但它确确实实是属于免疫组织的一员。

大肠的任务是处理掉那些在小肠里不能被吸收和没有被完全吸收的食物残余。既然任务不同，构造自然也不相同。这里没有了小肠里天鹅绒般的绒毛，取而代之的是各种肠道菌群，它们在这里安居乐业，负责分解掉最后的食物残渣。不仅如此，这些肠道菌群也和免疫功能息息相关。

大肠的肠壁上聚集了大片的免疫细胞。跟大肠不一样的是，阑尾本身就是个免疫器官。阑尾占据的地形还是很不错的：一方面，离其他小伙伴够远，不用管咀嚼、消化等一摊子事；另一方面，离核心吸收系统又不算太远，还是能够好好检查外来细菌的。只要有害病菌敢从这里路过，阑尾就会整个儿将它包围起来，但这同时也意味着，阑尾发起炎来，也是 360 度无死角地发炎。尤其是如果阑尾发炎肿胀起来，被它包围起来的病菌就更难被清除掉了，把它切下来和病菌一起扔掉还容易一些——这就是为什么每年都有成千上万的人被送去切掉"盲肠"了。

当然不是每个人的阑尾都会发炎。如果阑尾正常工作的话，危险的病菌应该都会被消灭掉，只有那些好的细菌才会存活下来。换句话说，健康的阑尾里就应该只有精挑细选的优质好细菌。美国研究人员威廉·帕克（William Parker）和兰迪·布林格（Randy Bollinger）就是这么想的。他们在2007年提出这个理论，之后又通过实验验证了这个理论。当我们经历了一轮严重腹泻后，肚子里的很多"肠道居民"都会被连带着扫地出门，大肠壁上处处人去楼空，这对新的菌群来说是抢占地盘的绝佳时机。我们当然不愿意谁抢着就归谁，万一住进来坏人怎么办呀。别怕！根据帕克和布林格的实验结果，这时阑尾会成为救世英雄，它会把自己圈养的菌群放出来，派往大肠各处保卫家园。

在我生活的德国，没有太多会导致腹泻的病原体。与印度或西班牙相比，在德国生活的细菌、病毒的杀伤力要低很多，所以就算哪天不小心得了急性胃肠炎，也不至于急迫到需要阑尾出手相救。所以，无论你是已经切掉了阑尾还是正准备切掉阑尾，都大可不必担心。退一万步说，就算没了阑尾，还有大肠里的免疫细胞呢。虽然它们分布得不像在阑尾里那样紧凑密集，但是在数量上要多出好几倍，所以接替阑尾的任务是绝对没问题的。如果你还是不放心，那么腹泻后为了保险起见，可以去药房购买些益生菌产品，它们也可以帮忙，一起重建肠道菌群。

了解了盲肠，尤其是阑尾的用途后，让我们来说回大肠。既然营养物都在小肠被吸收了，那我们为什么还需要大肠这样一个器官呢？既然大肠里连吸收营养的绒毛都没有，只靠一些菌群能把食物残渣怎么样？大肠不像小肠那样蜿蜒曲折，它像一个厚重的画框简单明了地套在小肠的四周。大肠的"大"字也很贴切，为了履行它的职责，它真的需要更大的空间。

会合理利用资源的人才能左右逢源，这正是大肠的座右铭。它会争分夺秒，一直到消化完它能消化掉的所有东西。就算小肠里面已经有第二餐、第三餐光顾了，大肠也完全不受干扰，有条不紊地做着它该做的事。在这里，食物残渣还会经历大约16小时严格的再加工。所谓慢工出细活，没有这一步，很多营养物质都会白白流失掉，比如像钙这样的重要矿物质，只有在这里才能被充分地吸收。不仅如此，脂肪酸、维生素 K、维生素 B_{12}、维生素 B_1 和维生素 B_2 也可以在大肠里被进一步吸收。这些营养物质对我们的身体健康至关重要，比如可以帮助增强凝血功能，强健我们的神经，或者是预防偏头痛。

大肠的最后一米负责精确调节体内水和盐分的平衡：残渣中的水分会被重新吸收，剩下的残渣会被"烘焙"成大便。在这里被吸收的水量相当可观，差不多有整整1升。要是少了这一步，我们每天要额外多喝整整1升的水呢。还有，因为大肠调节盐分的结果，我们的大便总是咸的。当然，我可没有鼓励你去尝尝的意思。

跟小肠一样，所有经大肠吸收的营养成分也都会通过血液进入肝脏，在那里经过检测后再被运往全身的血液循环系统。但是，大肠最后几厘米血管的血液却不经过肝脏，而是直接进入血液循环系统。理论上来说，但凡能被吸收的，之前也被吸收得差不多了，到了这里也没什么好吸收的了，现在就是为排出去做准备。医生很好地利用了这个"漏洞"，制造出了栓剂。与口服的药片相比，用栓剂的话需要的药量不是那么多，起效却更快。口服的药片剂量比较大，是因为它要先经过肝脏才能到达病灶，在这个过程中，一部分有效药物成分已经被肝脏"解毒"过滤掉了。栓剂则可以绕过肝脏走捷径，也避免了给肝脏带来不必要的负担，对小孩和老人尤其适用。

肠子需要什么样的食物

食物消化的最重要阶段发生在小肠里——当最大的消化空间遇见了被分解为最小的食物分子时，一系列重大事件都发生在这里：有没有乳酸不耐受，是否有益于人体健康，有没有过敏原等。消化酶们就像一把把小剪刀，"咔嚓咔嚓"地将食物切来剪去，直到它们小到能被装进身体的每一个细胞为止。大自然是很神奇的，所有生命体都由相同的基质组成：糖分子、脂肪和氨基酸。我们是这样的生命体，摄取的食物也是这样的生命体，比如一个苹果，又如一头牛。我们把和自己结构一样的生命体吃下去才能补充能量。

碳水化合物：最容易被消化，肠子说"我要！我要！"

糖分子可以构成十分复杂的糖链。糖分子一旦连在一起就会组成多糖结构，它们吃起来就没有糖的甜味了。这类糖链叫碳水化合物，面包、面条、米饭的主要成分都是它。一片吐司面包在我们的肚子里被消化酶分解后得到的糖分子，和你吃几勺白糖得到的糖分子是一样的。两者唯一的区别在于，炒菜用的白糖本身已经是很小的分子，到达小肠后根本不需要消化酶加工就可以直接被吸收进入血液。而这么多的糖分同时涌进血液，就像扔了一个糖衣炮弹一样，会导致血糖瞬间升高。

消化酶可以比较快地分解掉白面包里的糖分，而消化全麦面包就要很久。这是因为全麦面包里的糖链结构尤为复杂，想把它们分解掉只能一段一段地慢慢拆解开。所以，全麦面包不是瞬间爆炸的糖衣炮弹，而是一个"糖分储存罐"：一点一点地消化，一点一点地补充糖分。

在这里我补充一点儿血糖的小知识：糖分进入血液，血糖升高，为了达到最健康的平衡状态，身体会本能地做出反应。这时身体会分泌出大量的激素，尤其是胰岛素。一次性进入血液的糖分越多，身体的反应就会越激烈。而在激烈战斗之后，身体很快又会感到疲倦。对身体来说，糖分是一种极为重要的原料，假如它可以慢慢地进入血液、慢慢地被吸收，那身体就可以把它更好地利用起来，为细胞小火添柴，或者用来合成自身的多糖结构，比如小肠细胞上鹿角形状的糖萼。

尽管如此，我们的身体还是十分偏爱甜食的，甜食里的白糖能更快、更轻易地被人体吸收。这跟炒熟的蛋白质还不一样，身体可以偷偷懒、少加工几步。糖分进入血液后可以迅速转化为能量，这种工作效率让我们的大脑很满意，于是它会继续鼓励支持我们对甜食的偏好。但这根本就是个美丽的骗局，因为在人类发展的漫长过程中，糖分的摄取从来都没有像今天这样严重的供大于求过。比如，在美国超市的货架上，80%的加工类产品都添加了糖分。而我们的身体却完全没跟上现代工业的进化速度，还在天真又无知地贪食着垃圾食物里的糖衣炮弹，直到最后血糖紊乱、肚子疼得瘫倒在沙发上，都还不知道发生了什么。

虽然我们都知道爱吃甜食的毛病得改，但是一见到甜食，我们的身体便会本能地蠢蠢欲动，你也不要太怪它啦。其实它想得很实际，虽然现在用不着消耗那么多糖分，但是可以把多吃进来的那部分储存起来嘛，谁知道哪天突然又要过苦日子了呢？那怎么存呢？可以把糖分子结合成一种叫作糖原的多糖结构，把它存在肝脏里；也可以将糖分子转化成脂肪储存在脂肪组织里。糖分是唯一可以让身体拿来就用、不用花太多力气就能制造出脂肪的原材料。

身体里的糖原储备差不多只要出去慢跑一圈就会被消耗掉。准确地说，差不多就是你脑子里面出现"怎么突然间跑得这么费力了呢？"的时间点。所以，营养生理学家建议，进行有规律的有氧运动来促进脂肪消耗。当你感觉体力开始不济时，这表明体内储备的能量现货（糖原）已经开始明显减少，此时身体会增加重要能量储备（脂肪）的利用比例。你可能会想，为什么不直接从我的肚腩下手，这边的能量储备随你用。但就算你再怎么想，身体也不会听你的，因为我们的细胞可是爱死了脂肪。

脂肪：肚子上的每克脂肪都可能变成救命稻草

脂肪是所有营养成分中最高效也是最珍贵的物质！脂肪分子里的原子排布超级巧妙，与同等质量的碳水化合物或者蛋白质相比，每克脂肪所蕴含的能量高达它们的 2 倍。如同电线外面套着一个塑料保护管套一样，身体利用脂肪去包裹大大小小的神经。正因为神经有了这层脂肪保护层，我们的思维才会如此敏捷。此外，人体中的一些重要激素也由脂肪组成，不仅如此，甚至每一个细胞都被脂肪壁保护着。这么重要又珍贵的脂肪身体当然要省着用，怎么可能你才跑了几步就立马拿来消耗。一旦面临饥荒——在人类历史上屡见不鲜——你肚子上的每一克脂肪都可能变成你的救命稻草。

即便对小肠来说，脂肪也是个特别的存在，因为它无法像其他营养物质那样从肠道直接进入血液。脂肪无法溶在水里，假如它进入血液，像小肠绒毛里的那种毛细血管会立刻被堵死，如果是大一点儿的血管，脂肪在血液里就会像汤里的菜油那样漂浮着。所以身体必须采取别的方式来吸收脂肪——通过淋巴系统。

淋巴管和血管是一对最佳拍档，就好像罗宾和蝙蝠侠那样[1]。每一根血管的旁边都有一根淋巴管相伴，即使是小肠中最小的毛细血管也如此。血管粗壮鲜红，救世主般地把养分送到身体的各个组织；而淋巴管则纤细、半透明，它们负责从各个组织中回收血管泵入的液体，运送免疫细胞，确保身体每处的工作都井然有序。

淋巴管之所以这么纤细，是因为它不像血管那样拥有充满肌肉的管壁，它工作起来经常需要重力的帮助。这就是为什么我们早上刚睡醒的时候，眼睛常常是肿着的。即使脸上的每根小淋巴管都是开张忙活着的，可是在睡觉平躺的状态下重力起不了什么作用，只有等我们起床站起来，淋巴管里一整晚从血管里运送过来的组织液才能开始往下流（之所以我们站一整天也不会使淋巴液全聚集在下肢，是因为每走一步的时候，腿部的肌肉都会强有力地挤压一下淋巴管，把体液再泵回上身）。

---

1. 罗宾是蝙蝠侠最得力的助手，两者是最佳拍档的关系。

尽管淋巴遍布全身，但它基本上都只是血管的陪衬，只有在小肠里它才翻身做了主人，走到了舞台的中央。在这里，所有的淋巴管都汇集到一起，变身成一条宽大的淋巴管，迎接所有经过层层消化抵达这里的脂肪。

　　这根大淋巴管有个响当当的名号——胸导管！它能告诉我们，为什么好脂肪对人体如此重要，而坏脂肪是如此糟糕。在我们一顿饱餐后，饭菜里的脂肪被吸收汇聚到胸导管，淋巴液因为一滴滴悬浮着的脂肪油滴而呈现出乳白色，像牛奶一样。这里是胸导管起始的地方，叫作乳糜池。胸导管从乳糜池向上弧形穿过横膈膜，最终抵达心脏。无论男女，每个人都有乳糜池和胸导管。当脂肪在乳糜池中积聚后，就会通过胸导管被运送到心脏（来自腿部、眼睑还有肠道的淋巴液也会从其他方向汇入心脏）。也就是说，不管你吃的是高级橄榄油还是廉价炒菜油，都会被直接送到心脏，别指望肝脏能帮你把把关。

　　要是吃下了对身体有害的油脂怎么解毒呢？答案是，只有让心脏先把这些脂肪都泵到全身各处，等哪滴脂肪油滴碰巧被泵到了肝脏，解毒工作才会开始启动。好在肝脏需要大量的血液，因此脂肪油滴在离开心脏后，立马落户肝脏的概率还是很高的。但是，在它抵达肝脏前，心脏和血管都是毫无防备地暴露在你吃下的油脂之下。所以，下次你还想去快餐店大快朵颐的时候，想想那里用的廉价油，可要三思而后行呀。

　　吃下糟糕的油脂会给健康带来很多副作用，好的油脂则对健康有积极的作用。不用多花太多钱就可以买到正宗的冷榨橄榄油（特级初榨橄榄油），就连蘸着面包吃都像是给心脏和血管做了一次精油 SPA。

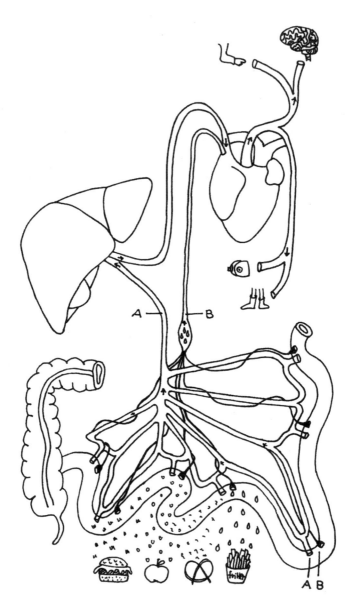

A：血管经过肝脏之后才抵达心脏

B：淋巴管直接通往心脏

大量有关橄榄油的研究都表明，它对动脉硬化、氧化应激（自由基对身体产生的一种负面作用，会导致疾病和衰老）、阿尔茨海默病和眼部疾病（如黄斑退化）都能起到预防保健的作用。另外，针对各类炎症，比如风湿性关节炎，橄榄油也能起到辅助治疗的作用。它甚至还能预防某些癌症的发生。此外，对减肥人士来说，还有一个令人振奋的好消息：橄榄油不但不会增肥，还有帮助瘦身的潜质。因为它能抑制脂肪酸合酶把多余的碳水化合物转化成脂肪。橄榄油是不是益处多多？不仅我们爱它，就连住在我们肠道里的益生菌也爱它。

　　其实高品质的橄榄油有时比普通质量的贵不了多少，但是口感却会好很多。它吃起来既不会油腻也不会有哈喇味[1]，而是散发着一股清新的果香。因为含有鞣酸，所以吞咽的时候喉咙里会有点儿辣辣的感觉。如果这个描述太抽象的话，那你选择购买的时候还是参照橄榄油瓶子上的质量标签吧。

　　如果你家有瓶高级橄榄油，千万别拿它来炒菜，不然就是暴殄天物了。炒菜的高温对蛋白质来说是种礼遇，而对橄榄油里的不饱和脂肪酸来说却是从里到外的煎熬，因为高温会破坏它的化学结构，使橄榄油的健康属性大大降低。所以，炒菜最好用炒菜油或者固体油，比如黄油、椰子油之类的。尽管这些油里只有饱和脂肪酸，但它们的化学结构即使在高温下也很稳定。

　　富含不饱和脂肪酸的油不仅耐不住高温，还容易和空气中的

---

1. 脂肪在长期保存过程中，由于微生物、酶和热的作用发生缓慢水解，产生游离脂肪酸。而脂肪的质量与其中游离脂肪酸的含量有关。一般常用酸价作为脂肪质量的衡量标准之一。酸价越小，说明油脂质量越好，新鲜度和精炼程度越高。老百姓常说的出现哈喇味，就是酸价超标了，这时食物已经不适合食用了。

自由基发生反应。自由基对我们的身体非常有害，虽然名叫自由基，但是它们不但不喜欢自由，反而喜欢黏着别人。它们会黏在所有能黏着的地方，比如血管、皮肤或者神经细胞，结果就是导致血管炎症、皮肤老化、神经疾病。橄榄油之所以有种种好处，就是因为它的不饱和脂肪酸能拦截住自由基。但是这个作用一定要在体内发挥才有效，用于拦厨房里的自由基就太浪费了。所以请别忘了，使用完橄榄油后一定要拧紧瓶盖，并且放在冰箱里冷藏。

　　和植物油比起来，像肉类、牛奶或蛋类里的动物油脂含有很多花生四烯酸（Arachidonic acid，AA 或 ARA，是一种 ω-6 不饱和脂肪酸），花生四烯酸在体内可以被代谢转换成加剧炎症疼痛的信息素。相反，植物油，诸如菜籽油、亚麻籽油、大麻籽油则含有更多的 α-亚麻酸（α-Linolenic acid，ALA，是一种 ω-3 不饱和脂肪酸），α-亚麻酸有抗炎的功效。橄榄油中含有的橄榄油刺激醛（Oleocanthal）也具有类似的功效。这些植物油里抗炎成分的功效和特点类似于布洛芬或者阿司匹林，只是剂量要小得多。所以，你要是哪天突然头疼，可千万别指望拿这些植物油来急救，它们的效果是长年累月才能体会出来的。坚持食用优质植物油，对那些患有慢性炎症、经常头痛或痛经的人还是大有好处的。如果能注意多以植物油替代动物油，疼痛症状甚至可以得到一定程度的缓解。

　　橄榄油对皮肤和头发而言，实际上并不像坊间传言那样，是万能灵丹妙药。皮肤病学的研究已经证明了，用纯橄榄油涂脸会对皮肤产生轻微的刺激，而用纯橄榄油护理头发的话，大多数时候头发会油得让你不得不马上把它洗掉，只要一洗，保养效果当然就荡然无存了。

　　就算吃的都是有益的油脂，也要注意过犹不及，只要超过了身体的容纳能力，就会对健康有害。这就好像再名贵的护肤品如果在脸上涂太多，对皮肤造成的负担反而会大于保养效果。

对此，营养学家的建议是，每日摄取的脂肪含量应该占所有膳食能量摄取的 25% 左右，最多不超过 30%。平均来说，这差不多代表每天 55~66 克脂肪的摄入，当然运动量大的大高个可以稍微再多摄入一点儿，而运动量小的小个子就最好再少摄入一些。先不管吃下去的油脂的好坏，一个麦当劳的巨无霸差不多就能占据每天脂肪需求量的一半，而赛百味的一个照烤鸡肉三明治只含有 2 克脂肪，至于要从哪里摄取那剩下的 53 克脂肪，就取决于你自己了。

氨基酸：我们是小肠的真爱

说完了碳水化合物和脂肪，现在来说说最后一个基本的营养元素——氨基酸。

如果你对氨基酸了解不多的话，那么我告诉你，从各类豆制品到各类肉制品，虽然味道各异，但它们都是由一个个小小的氨基酸分子组成的。就像一个个糖分子连在一起形成了碳水化合物一样，一个一个氨基酸分子连在一起形成了蛋白质。不同的排列组合形成了不同的蛋白质，吃起来的味道也会完全不同。蛋白质到了小肠里被消化酶分解成一个个氨基酸，而只有氨基酸才能被小肠壁吸收掉。这样的氨基酸一共有 20 多种，可以通过各种排列组合构成无数种不同的蛋白质。我们人类在创造每一个新细胞时，也是通过这种方式把一个个氨基酸排成 DNA——我们的遗传基因。所有的生物，无论动物还是植物，都是如此。所以，我们从自然界摄取的任何食物其实都包含了蛋白质。

现在素食主义者越来越多，但是要在不摄入肉类的前提下确保营养全面，还是要好好花一番心思的。植物蛋白与动物蛋白的组成不大一样，植物蛋白含有的必需氨基酸经常种类不齐全，所以也被称为不完全蛋白质。如果我们完全依靠从植物蛋白里摄取的氨基酸来建造自身的蛋白质，则会因为缺少动物蛋白里才有的氨基酸，最后变成造不完的烂尾工程。烂尾的蛋白质半成品之后会被重新打散成氨基酸，要么随着小便一起排出体外，要么等待机会被回收利用。豆类中缺乏甲硫氨酸，大米和小麦中缺乏赖氨酸，而玉米中甚至缺乏两种——赖氨酸和色氨酸。当然，这并不代表肉食习惯就优于素食习惯，素食主义者们只需要特别注意膳食均衡便可。

豆类中尽管不含甲硫氨酸，却含有大量的赖氨酸。所以只要把谷类和豆类搭配起来，比如做腊八粥或者豆沙包，就完全可以满足人体对氨基酸种类的所有需求。如果不是完全的素食主义者，平时也会吃蛋类和奶类的话，那么鸡蛋和牛奶也可以补全"不完全"的蛋白质。在营养科学还没有发达到今天这种程度的时候，我们的先辈就已经凭着人类的天性和直觉摸索出这种蛋白质组合的最佳搭配了，这在全世界各个国家的美食传统里都能找到，比如米饭配炒豆角、意大利面焗奶酪、花生酱吐司或者墨西哥腰豆卷饼。

以前的认知是，每顿都要求营养均衡、花样多多，但是最新的研究表明，我们的身体没那么讲究，只要每天整体上保持膳食平衡就行了。其实也还是有那么一些植物，它们自己就可以提供人体所需的所有氨基酸，比如黄豆和藜麦，还有苋菜、螺旋藻、荞麦和奇亚籽。其中，豆腐当之无愧地享有"素肉"的美誉，只可惜它也有个缺点：越来越多的人对大豆蛋白过敏。

好胃口不能理解的食物过敏和食物不耐症

　　过敏到底是怎么发生的呢？有一种理论认为，主要问题出在小肠的消化环节上。如果在小肠里蛋白质没有被完全分解为氨基酸的话，就会有细小的蛋白质碎片残留下来。一般情况下这也没什么，因为反正它们也没法被吸收和进入血液，但是所谓防不胜防，总是会有意外发生。这个容易被忽视的意外多发点就是淋巴系统，比如蛋白质碎片会夹裹在一滴油脂里混进淋巴系统，然后在那里被免疫细胞逮住。想象一下，免疫细胞巡逻的时候突然发现淋巴液里居然混进来一个本不该出现的花生蛋白，自然会群起而攻之。

　　如果同一种外来蛋白质，比如花生蛋白，第二次被逮到，这时免疫细胞已经比第一次准备得充分些了，一定会给予它更猛烈的回击。几个回合之后，终于有一天，只要有花生进了嘴巴，得到消息的免疫细胞就会当场掏出它的冲锋枪火力全开。可是这样的结果是使过敏反应越来越严重，比如有的人过敏时脸和舌头都会肿得很可怕。这个理论确实可以解释不少由同时富含油脂和蛋白质的食物引起的过敏反应，比如牛奶、鸡蛋，尤其是花生。但是怎么就没听说谁对培根过敏呢？原因很简单，我们也是肉"做"的，自然比较容易接受同类。

乳糜泻和麦胶蛋白过敏：面食也能让你难受

经小肠引发的过敏现象，其根源肯定不只有油脂，比如螃蟹、花粉或者麦胶蛋白这样的过敏原显然不是"油脂炸弹"。同样地，偏爱油腻食物的人也并不一定就比其他人更容易过敏。还有另外一个理论做出了其他解释：小肠壁会突然门禁大开，变得容易渗透，食物残渣于是就趁着这节骨眼溜进了肠道组织和血液中。针对这一理论，科学家研究最多的就是麦胶蛋白过敏。麦胶蛋白是一种源于谷物类粮食（比如麦子）的多个单一蛋白质的混合物，是大麦、小麦、燕麦、黑麦等谷物中最普遍的蛋白质。

谷物类粮食可不是心甘情愿被我们吃掉的。想想看，人家明明是庄稼的种子，而自然界的天性是繁衍后代，我们吃了谷物等于断了庄稼的种。为了解决这个矛盾，它们干脆在自己的种子里下点儿毒，是不是很阴险？事实远没有这么危言耸听，比如被我们吃掉的那些麦粒，对麦子来说还没有威胁到它的子孙繁衍，那就不下那么多毒，好让大家都有条活路。但是，一个植物物种繁衍时遇到危险的可能越高，它种子里的毒素就越多。小麦虽然能产很多麦粒，但是麦粒能播种发芽的时间却很短，所以容不得半点儿差错。小麦里的麦胶蛋白可以有效抑制昆虫体内一种重要的消化酶，假设哪只蚂蚱太调皮，啃了太多的小麦苗，它肯定会因为严重胃积食而停止再吃麦苗。这样一来，小麦的目的就达到了。

在人类的肠道中，有时候还没来得及被分解掉的麦胶蛋白可以在肠道细胞间拱来拱去，使得那里本来紧密排列的细胞变得松散，这样它就可以乘虚而入了。麦胶蛋白这样的不速之客自然是惹恼了免疫系统——每一百个人里就有一个人有遗传性的乳糜泻[1]，而对麦胶蛋白敏感的人则更多。

患有乳糜泻的人一吃小麦就会引发严重的肠道炎症，不仅肠道绒毛会损伤，肠道神经系统也会被削弱。常见的症状包括肚子痛、腹泻，小朋友会发育不良或者天一冷就脸色惨白。这个病最让人伤脑筋的是很难诊断，它的病症有时很明显，有时候却又几乎看不出来。有的患者症状不明显，可能过了很多年才能发现。这些患者很多都是因为某次肚子疼或者偶尔贫血，到医院做检查时偶然被医生发现的。到目前为止，治疗乳糜泻最好的方法就是放弃面食。

对麦胶蛋白过敏的人，吃面食虽然不会引起严重的肠炎，但是最好也别吃太多。就像之前说过的蚂蚱一样，吃少点儿对它对小麦都好。麦胶蛋白过敏就更难诊断了，很多人都是短期停吃含麦胶蛋白的食物后发现的。你也可以自己试一试，2～3周的时间内放弃食用任何含麦胶蛋白的食物，看看身体有没有什么积极的变化，比如消化问题少些了，没有那么多胀气了，头痛、关节痛减轻些了。有的人甚至觉得比以往更能集中注意力，或者精力旺盛了许多。

科学家们也是最近才越来越关注麦胶蛋白过敏的现象的。目前对该病症的诊断可以总结如下：虽然乳糜泻的诊断显示阴性，

---

1. 麦胶性肠病又称乳糜泻、非热带性脂肪泻，在北美、北欧、澳大利亚发病率较高，国内很少见。本病与进食麦粉关系密切，大量研究已证实麦胶蛋白可能是本病的致病因素，并认为发病原因是遗传、免疫和麦胶饮食相互作用的结果。

但是禁食含麦胶蛋白的食物后患者健康明显得到改善。虽然肠道绒毛并没有发炎或者损伤，但是免疫系统对面食却没多大好感。

服用抗生素、喝酒过多或者压力太大，都可能短期内加剧肠壁的渗透性。如果仅仅在上述情况下才对麦胶蛋白比较敏感的话，那表明你很可能是对麦胶蛋白不耐受，即对麦胶蛋白的消化、吸收不良。一般来说，只要一段时间内停止食用麦胶蛋白就会有所好转。当然，想要最终确诊，还是得去医院做全面的检查，看看血细胞上是不是有某类特定的分子。除了已经广为人知的 A、B、AB、O 型血，血细胞还有许多其他特征，比如白细胞抗原 HLA-DQ 型。如果你不属于 DQ2 或 DQ8 型，那么恭喜你，你得乳糜泻的概率近乎为零。

乳糖不耐受和果糖不耐受：总有些"糖"吃不得

乳糖不耐受可不是过敏现象，虽然它也是由于食物没法完全分解。乳糖是牛奶里的糖分，化学结构上由两个糖分子构成。在小肠里，乳糖会被乳糖酶分解，然后被分解的糖分子就可以被单独吸收了。不同于其他消化酶，乳糖酶不是由肝脏或者胰腺分泌的，而是小肠绒毛自家产的。对正常人来说，乳糖进入小肠，一碰到小肠壁就会被自动水解成单糖，然后被吸收。但是如果小肠停产乳糖酶的话，那结果就是肚子疼、腹泻或者胀气。

和之前说的乳糜泻不同，没有被水解的乳糖不会穿过肠壁进入血液，而是会直接滑入大肠——这下可美了大肠里的"生气"菌。它们可以利用乳糖发酵，产生大量气体，算是作为感谢你喂饱它们的礼物。虽说得了乳糖不耐症很不爽，但是它并不会对人体的消化和吸收有太大影响，跟乳糜泻比起来还是要好太多了。

只有极少部分人在出生时就没法消化乳糖。先天缺乏乳糖酶的婴儿根本没法吃母乳，只要一吃就会发生严重的腹泻。除此之外，每个人都有生产乳糖酶的基因，只是随着年龄的增长，75%的人的这个基因的活性会慢慢失去。原因很简单，我们不再需要母乳或奶瓶了。除了西欧、澳大利亚和美国一带，在其他国家和地区，喝牛奶完全没问题的成年人基本上等同于珍稀动物。

现在我们这里超市的货架上堆满了琳琅满目的零乳糖产品。有统计数据显示，高达 1/5 的德国公民都有乳糖不耐症，所以不含乳糖的产品也越来越多地出现在超市的货架上。年龄越大，出现乳糖不耐受的概率就越大，这件事可不一定是等到六七十岁才中奖的。如果哪天你发现自己一吃奶制品就肠胃胀气或者轻微腹泻，我只能说，年龄到啦。

不过，你可千万别以为得了乳糖不耐受就不能喝牛奶了！在大多数情况下，肠子里总还是有一些乳糖酶的，只是它们的活性可能只剩下原来的 10% ～ 15% 那么多。如果你确定自己有乳糖不耐症，那么建议你在家做个实验，看看自己到底还能喝多少牛奶，从多大的量开始会出现问题。一般来说，咖啡里加点儿牛奶或者吃块奶油蛋糕应该还是可以的，找到适合自己的量后，你就可以放心大胆地享受生活了。

在德国，除了乳糖不耐受，果糖不耐受也是高发症之一。1/3 的德国人都患有果糖不耐症。有首儿歌倒是描写得很形象："吃了樱桃喝口水，肚子痛得嗷嗷叫。"只有少数人在娘胎里就完全果糖不耐受，哪怕只是吃了一丁点儿果糖，他们也会出现消化问题。对大多数人来说，只有吃了太多的果糖之后才会出现消化问题。

许多人都不知道自己有果糖不耐症，去超市时甚至专门去买添加了果糖的食物，以为它比一般的白砂糖更健康。这样一来，食品制造商备受鼓舞，反而越来越频繁地用纯果糖代替普通白糖来加工甜食。一来二去，现如今我们食用的果糖含量比历史上任何时候都要高。

每天吃一个苹果对大多数果糖不耐受的人来说应该没问题，但如果再加上番茄酱、水果酸奶、果糖加工的罐头……那就真不好说了。现在去超市，全世界各地的水果应有尽有，即使在冬天也能吃上热带的菠萝、荷兰暖棚的新鲜草莓，还有摩洛哥的无花果干。除此之外，人们还会特意栽培富含果糖的果蔬，比如圣女果。人类历经上万年形成的饮食结构在这不到一百年的时间里发生了翻天覆地的变化。也许现在我们所谓的各种食物不耐症，只是我们的身体对这种突如其来变化的正常反应，毕竟几百万年的饮食习惯在短时间内改变可不是什么容易的事。

与麦胶蛋白过敏及乳糖不耐症相比，果糖不耐症产生的原因又不相同。先天性的果糖不耐症是因为果糖被运到细胞里后，由于缺乏某种酶而不能被正常代谢掉，不能被代谢的果糖在细胞里越积越多，最后阻碍了细胞里的正常工作运转。后天的果糖不耐症的原因就比较复杂了，最有可能的原因是果糖在肠道里无法被正常吸收，比如肠壁里运输果糖的载体蛋白（葡萄糖转运蛋白5，GLUT5）减少，只要稍微摄入少量果糖，比如一个梨子，葡萄糖转运蛋白就超载了。不能被吸收的果糖就一路向下抵达大肠，和乳糖不耐症一样，全都便宜了大肠菌群。

最近也有一些学者提出了质疑的声音，因为对正常人来说，也或多或少会有果糖没吸收完全就直接进入大肠的情况（尤其是摄入了太多果糖的时候），也没见谁因为这个而肚子疼。他们觉得，引起果糖不耐症的真正原因可能是肠道里面的菌群成分不好。假设你吃了个梨子，没被吸收掉的果糖进入大肠正好滋养了那些坏的细菌，你自然会感到很不舒服。如果这时候你再吃两个水果罐头，吃包薯条蘸蘸番茄酱，或者再吃个水果酸奶，只会雪上加霜，助长坏细菌队伍的壮大。

此外，果糖不耐症还会影响我们的情绪。糖分可以促进很多营养物质从肠道里进入血液，比如果糖和色氨酸（氨基酸的一种）就是一对难兄难弟。如果果糖没法被正常吸收，肠道中的果糖浓度太高，色氨酸的吸收也会严重受到干扰，而色氨酸又是合成神经递质血清素所必需的原料。血清素就是大名鼎鼎的"幸福荷尔蒙"，体内缺乏血清素的话就可能导致抑郁。因此，如果患有果糖不耐症却长期得不到诊断，并发抑郁的可能性也会很高。医学界也是在不久前才发现这种关联的，并且刚刚将它运用到日常诊断中。

这里很自然地又引申出另一个问题，要是没有果糖不耐症的话，吃太多果糖也会导致情绪低落吗？对超过一半的人来说，每天50克果糖是个临界值（相当于5个梨子或者8根香蕉或者6个苹果），超过50克，葡萄糖转运蛋白就超负荷了，其结果很可能会招致一系列健康问题，比如腹泻、肚子痛、胀气，长此以往可能会使人有抑郁倾向。美国当今的人均果糖摄入量高达每天80克，而相较之下，我们父母那辈吃的果糖大多来自蜂蜜、水果和少量加工食物，平均每天摄取的果糖仅有16 ~ 24克。

不幸的是，血清素不仅能带来好心情，还能提供饱腹感。也就是说，果糖不耐受患者很可能一边肚子疼，一边还食欲旺盛地忍不住贪吃。在这里给所有立志减肥，坚决只吃沙拉的同志一个友情提示：超市或快餐店里卖的很多沙拉调料中（当然不只沙拉调料，别的调料也一样）都含有高果糖浆。这个高果糖浆已经被证实会抑制瘦蛋白（人体内一种能释放出饱腹信号、抑制食欲的激素样物质）的正常工作，而且有没有果糖不耐症的人都会中招。所以，一份同等热量的沙拉，用自制的橄榄油黑醋汁或者酸奶代替含有高果糖浆的沙拉酱，会更加耐饿。

与其他所有行业一样，食品制造业也处于一个瞬息万变的时代。新的创造发明给生活带来便利的同时，有时也会有负面的影响。在过去，腌制工艺的出现让肉制品的保质期大大延长，因食用腐坏的肉类引起的食物中毒事件大大减少，这在当时算是食品加工史向前迈出的一大步了。

几百年来，这种工艺代代相传，大量的亚硝酸盐被用来腌制保存肉类或香肠制品。经过亚硝酸盐处理过的肉制品都有红亮亮的颜色，这就是为什么火腿、香肠即使煮熟了也不会呈现出和新鲜熟肉一样的棕灰色。到了1980年，曾经功不可没的亚硝酸盐却因为对健康的潜在危害而被严格监管起来：法律规定，每千克香肠不得使用超过100毫克的亚硝酸盐。规定一出，罹患胃癌的人显著减少。所以，及时纠正传统工艺和习惯看样子真的很有必要。现如今，精明的肉食加工厂都已经改用以维生素C为主、少量亚硝酸盐为辅的方法来加工肉食，这样可以储存得又久又安全。

或许对于食用小麦、牛奶以及果糖，我们也有必要转变下陈旧的观念了。这些虽然都是餐桌上必不可少的食物，可是究竟吃多少才最合适呢？想想我们的祖先都是靠打猎和采摘野果为食，每年摄入的植物能多达500种，而如今我们的食谱绝大部分来源于17种常见的农作物。面对如此巨大的反差，我们的肠胃系统能一下全部适应才怪呢。

在贯彻健康饮食的理念方面，我周围的人基本可以分成两大类：一类人格外关注自身的健康状况，在日常饮食上格外小心；而另一类人则快被前一类人烦死了，这个不能吃奶制品，那个不能吃面食，请朋友吃饭都不知道还能吃啥。这两类人的立场我都能理解。不少人自打从医生那儿得知他们患了某种食物不耐症后，会突然变得极其小心，滴奶不沾，面食要杜绝，水果也不吃了，仿佛这些平日的美食都突然被人下了毒似的。但事实上，这些人中的绝大多数所患的都不是遗传性的不耐症，没有必要这样反应过度。一口奶油、一块面包或者一个苹果，身体也许还是能接受的，小心翼翼的同时也别忘了最大限度地享受生活。

相反，对平时完全不注意饮食的人来说，一定要留心身体发给你的信号。有时候有什么吃什么并不一定是个好习惯。比如一日三餐都是面食，加工食品里无处不在的果糖，或者过了婴儿哺乳期后还保持喝牛奶的习惯，你喜欢，可是你的身体真的也喜欢吗？如果你会经常性地肚子疼，或者隔三岔五就闹肚子，或者总是觉得疲惫不堪，那这些就是身体对你提出的抗议了！即使医生没有诊断出你有乳糜泻或是果糖不耐症，但你还是可以自己在家观察一下，看看远离这些食物有没有让你变得好一些。如果有的话，那就坚持忌口吧，自己的身体只有自己最清楚。

另外，服用抗生素、压力过大或者胃肠道感染也有可能让身体在一段时间内对某一样食物比较敏感。一般来说，只要压力解除、身体恢复健康后，敏感的肠道也会慢慢恢复平静。这时候你可以考虑重新开始尝试吃一下该食物，不过要记得慢慢来，量力而行。

便便外刊

成分 · 颜色 · 硬度

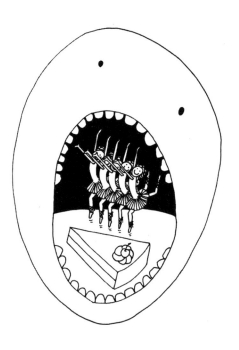

亲爱的各位，现在是时候来跟你们谈谈人生的大事了。请系紧裤腰带，调整下眼镜的位置，喝完最后一口茶，我们现在就要启程去探险寻宝了！在寻宝过程中还请保持好安全距离，不要擅自离队。

成分

　　许多人以为，便便的成分就是我们吃下去的东西，这种说法有待纠正。

　　便便的 3/4 都是水分。我们每天差不多要这样排出去100 毫升的水分。在肠道的消化过程中，大约有 9 升水会参

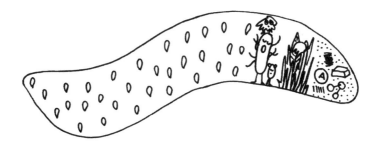

与其中，但是 8.9 升水又会被回收回去，所以最后留在马桶里的"纪念物"绝对是效率的最大值。留在"纪念物"里的水分是经过精心测量的：便便既不能太软也不能太硬，要刚好能舒适地排出体外。

除去水分，固体部分有 1/3 是细菌，它们都是从肠道菌群里光荣退役的。

还有 1/3 的固体是无法消化的植物纤维。我们吃的食物中蔬菜和水果越多，排出来的便便就越多。所以，每天的便便量都会有差别，基本上是 100 ~ 200 克，但有时也可以达到 500 克呢。

最后 1/3 的固体是个杂牌军，基本上都是身体内的垃圾，比如残留的药物、体内的色素或者胆固醇等。

颜色

正常的便便都是屎黄色或者屎棕色的。就算我们吃的饭里没有这个颜色的食物，最后拉出来的也还是这个颜色。就像它的好朋友小便也是，总是一个黄色的调调。这个黄色来自身体每天都努力生产的重要产品——血液。身体每秒钟都有 240 万个血细胞诞生，但同时也有这么多的血细胞作废——血细胞中的红色素先会变成绿色，然后再变成黄色，这个颜色渐变的过程在你撞青了胳膊或者腿的时候就可以观察得到。黄色素的一小部分可以通过小便被排出体外，而大部分则是通过肝脏到达肠道，然后被细菌再加工成棕色。如果便便不是棕黄色的，那你就要引起重视了。这里就来说说不同颜色的便便意味着什么。

浅棕色到黄色：这种颜色可能是由吉尔伯特综合征（体质性肝功能不良性黄疸）引起的。这些患者体内代谢血细胞的酶只能发挥正常人 30% 的功效，所以通过肠道排出的血色素也相对较少。全世界有 8% 的居民患有吉尔伯特综合征，分布范围很广。但这个病本身没什么危害，也不需要特殊治疗，甚至最新的研究发现这个病还能预防动脉硬化。唯一需要注意的是，这个病的患者对乙酰氨基酚比较敏感，最好避免服用。

除了吉尔伯特综合征，另外一个可能的原因是肠道菌群状态不佳，如果它们不能好好工作，黄色素也没法被加工成棕色。服用抗生素或者是腹泻的时候常常可以看见黄色便便的出没。

浅棕色到灰色：如果从肝脏到肠道的交通被堵塞或者中断（大部分在胆囊之后），血色素也没法被正常运送到肠道，便便自然就没了棕色。交通要道被阻永远都不是什么好事，所以一旦便便出现灰色，一定要及时去看医生。

黑色或红色：凝固的血液是黑色的，新鲜的血液是红色的。这里的问题可不是出在血色素上，而是整个血细胞都被排出来了！如果是便便里夹着鲜红色，那八成是你得了痔疮，治是要治的，但问题还不算大。不过，如果便便是深红色或者黑色的，请你务必去医院好好检查一下。当然，如果你前一天碰巧吃了红菜头（甜菜）[1]，那就另当别论了。

---

1. 红菜头：一种颜色红得发紫的蔬菜，可以用来染色。

硬度

1997 年，布里斯托大便分类法问世了，考虑到便便亿万年的历史，它居然最近才被发明出来。这个分类法把便便分成七大类，不管你拉的是哪种都万变不离其宗。自己便便的样子估计算是隐私里的隐私了，我猜很少有人会愿意公开交流这个信息吧。但是不交流的话，你怎么能知道自己的便便是不是健康正常的呢？也许你的便便属于非主流型，但是由于没见过其他便便，结果你根本就不知道。这时候就显出这个分类法的重要性了。

如果消化系统运转正常的话，便便里的含水量应该是正合适的，那么便便的形状应该不是第 3 类就是第 4 类。理论上，其他类型不应该出现或者很少出现，如果你频繁地见到它们的话，最好还是去看看医生吧，看看是不是便秘或者对某种食物过敏。

英国的肯·希顿（Ken Heaton）医生是布里斯托大便分类法的创始人之一，下面就是他提出的七大类别。

第 1 类：一颗颗硬的球形，像坚果（很难排出）。

第 2 类：香肠形状，但疙疙瘩瘩、结成一块一块的。

第 3 类：香肠形状，但表面有裂纹。

第 4 类：像香肠或蛇一样，光滑且柔软（像牙膏一样）。

第 5 类：柔软的小块状，边缘分割清晰（容易排出）。

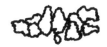

第 6 类：蓬松的小块状，边缘分裂模糊，糊状大便。

第 7 类：水状，没有固体的成分，完全是液体。

你的便便属于哪类？从你的便便类型可以推算出你消化的快慢。第 1 类：你需要差不多 100 小时来消化食物（没错，就是便秘啦）。第 7 类：食物在你体内就是穿肠而过，当然这个穿肠的过程再快也需要 10 小时（标准的腹泻）。

　　最理想的便便是第 4 类，水和固体的比例堪称完美。如果你属于第 3 类或第 4 类，在恭喜你的同时还请观察一下它们是多快沉入水底的，如果是像石头一样迅速沉下去，说明便便里可能含有太多的营养成分，它们在排出来之前还没有被彻底吸收掉；如果便便漂了一小会儿才慢慢沉下去，说明里面含有气泡，这是肠道菌群在好好工作的表现。当然，如果它们表现过头引起胀气，那就另当别论了。

　　亲爱的各位，短暂的探险寻宝之旅到这里就告一段落了。现在你可以松开裤腰带，再次调整好眼镜位置，稍事休息。在大肠的出口处我们将结束本书的第一章。下一程我们将开启一个新的篇章：有趣的肠神经。

PART 2

有趣的肠神经

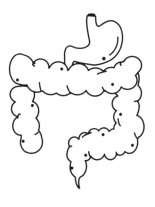

很多时候，我们都只能意识到自己可以意识到的事情。我们坐在客厅里吃午饭的时候，不会去想几米外邻居也正坐在他家的客厅里吃饭，只有听到楼上地板传来的"吱呀吱呀"声，才想起来原来在这栋楼里还住着别人。

　　在我们的身体里，也有着这样的邻居，明明在那里，你却意识不到。比如每天辛勤工作的各个脏器，你会想到它们、感觉到它们吗？第一口蛋糕的滋味，在嘴里时还很明显，刚吞入喉咙的时候也还能感觉到，然后就"哗"的一下什么都感觉不到了，好像突然消失在了另一个世界。医学上把这"另一个世界"叫作平滑肌。

　　平滑肌是我们的主观意识没法去控制的。身体里的大多数肌群是我们可以自主操控的，比如上臂的肱二头肌，我们可以去绷紧或舒展它，在显微镜下，就连它最细小的肌肉纤维都排列得整齐有序，仿佛比着直尺画出来的一样。

　　平滑肌就不一样了。平滑肌的纤维交织在一起形成一张经纬网，动起来协调一致，好似此起彼伏的波浪，一浪接着一浪。血管壁就主要是由平滑肌组成的，我们害羞时脸会红、紧张时脸会白，这背后的操盘手可都是它。害羞的时候平滑肌会松弛下来，使得面部血管扩张，大量血液涌入，脸就红了；而在焦虑紧张的状态下，平滑肌会收缩，使得血管变窄，血流受挤压，血液一时供应不上来，脸就白了，而且这个时候血压也会跟着升上去。

肠道壁也主要由平滑肌组成，而且是三层平滑肌。正因如此，它才身手无比矫健，身姿无比曼妙，可以在不同部位完成各种高难度动作。这套高难度动作的总策划就是肠道神经系统，它总管着消化通道中大大小小的进程，而且完全是自治的。

大脑是身体的总指挥，如果身体的某个局部中断了和大脑的联系，那这里的一切就会立刻停止，比如腿会瘫痪，肺不能呼吸。但是肠道神经系统就是个例外，即便切断它和大脑间的联系，一切消化活动依然可以按部就班地进行，这在其他器官那里简直想都不敢想。只可惜，我们肚子里的这些自主运动我们都没法有直观的体会，要知道，就连打嗝或者放屁这样不文雅的事，其实都是如芭蕾舞般美妙绝伦的动作。

食物在我们体内的旅程

欢迎加入本次体验之旅，今天的主人公是一块蛋糕。让我们跟随它一起进入神秘的体内世界吧。

眼睛：看见食物它最激动

照在蛋糕上的光线折射进眼睛，激活了视神经，这个"第一印象"穿过整个大脑额叶被传送到视觉皮层。视觉皮层位于大脑后部的枕叶，比画起来差不多就是比高马尾辫再低那么一点点的地方。大脑在这里把接收到的各种神经信号拼凑成一个蛋糕的样子，至此我们才算真正"看见"了它。

然后，这个美味的信号被传达到相关单位：唾液分泌中心一接到通知就开始大流口水；而胃一想到那些可口美味，就已经激动地泛出了胃酸。

鼻子：等候区的嗅觉感受器们

大家抠鼻子的时候肯定有体会，鼻孔是很深邃的，手指根本就到不了最深处。那个最深处就住着嗅神经，它被一层黏液保护膜覆盖着，凡是闻到的气味都必须先溶解于这层黏液中，然后才能到达嗅神经。

很多气味都有自己专属的嗅觉感受器，虽然有的时候它们在鼻子里要闲置上好几年才能派上一次用场。用画面描述差不多就是这样：某一天铃兰的一个气味分子孤孤单单地飘进鼻子，被早已守候的铃兰嗅觉感受器探测到，终于它可以对大脑骄傲地汇报"这是铃兰花"，然后它就又可以去守候区孤独地等待下次偶遇了。

尽管我们人类已经有相当多的嗅觉细胞了，但是和"汪星人"相比，那就是完败。狗狗拥有的嗅觉细胞简直难以计数，所以"像狗鼻子一样灵敏"，说得一点儿都没错。

蛋糕中的小分子们飘浮在空气中，随着我们吸气被吸进鼻腔，只有这样我们才算闻到了它。我们闻到的气味分子可能是香草奶油的香气，可能是一次性叉子的塑料味，也可能是朗姆酒夹心的酒香。这些分子都逃不过嗅觉感受器的审查，它可是个精通化学原理的专业试吃员。

当叉子把蛋糕送到离嘴越来越近的位置时，就会有越来越多的"蛋糕分子"涌入鼻腔，如果这时候鼻子闻到了酒味，手就会立刻收回，接着眼睛就会重新检查，嘴巴也会质疑：这酒味是哪儿来的，是朗姆酒的夹心，还是蛋糕已经变质了？要是检查结果合格，那么嘴巴重新张开，叉子伸进去，"芭蕾舞剧"也就此拉开了序幕。

口腔：最高配置的通力合作

嘴巴的配置绝对是最高级别的，这里有全身上下最有力量的肌肉——咬肌，最运动自如的横纹肌——舌头，两者在一起，配合得力、所向披靡。除了它俩，这个最高级团队里还有另一位重要成员——牙釉质，它是人体能合成的最坚硬的材料。它这么硬也是必需的，因为颌骨施加在臼齿上的力可以高达 80 千克力，这可相当于一个成年男子的重量呢！

根据送进来食物的不同，这支最强团队会决定用多少成功力：如果吃的东西又硬又难咬，那就得使出乾坤大挪移、降龙十八掌……总之，能拿得出来的看家本领都一起用上；而对付一口蛋糕嘛，花拳绣腿足矣。

在这场团体战中，舌头是总指挥。要是蛋糕块躲到角落避难去了，舌头就会把它重新揪回来。等到蛋糕被嚼成了糊糊状，舌头就护送它直到被吞下去。上颚是吞咽程序中的自动开关，这个开关总是由舌头来启动的。舌头每次可以将约 20 毫升的蛋糕糊糊卷带着推向上颚，紧接着开关被打开——嘴巴闭上，屏住呼吸，蛋糕糊糊被推向咽喉。好了，芭蕾舞剧可以开场了！

咽喉："演员请走这边！"

软腭和咽后壁收到信号，兴奋地封锁住鼻咽通道，防止演员错入鼻腔。这个动作大得连住在隔壁拐个弯才能到的耳朵都听见了——就是吞东西时的"咕咚"一声。声带内收，保持安静，喉头像个指挥家一样情绪激越（可以摸到喉结的运动），气管被封住，呼吸暂时停下，这时整个口腔舞台下沉，汹涌翻滚的唾液浪潮将蛋糕糊糊推进食道。

食道：不走回头路

蛋糕糊糊通过食道需要 5 ~ 10 秒的时间。在吞咽的过程中，食道运动的方式就像足球场看台上的人浪，蛋糕糊糊所到之处它会舒张打开，蛋糕糊糊一过它又立刻收缩关闭起来。通过食道壁肌肉这样的顺序收缩，食物的后路就全被切断了，只能顺着一个方向向前推进。

吞咽动作的精密水准已经达到高度机械化、自动化，甚至不受重力的干扰——在倒立状态下也能顺利完成。跳街舞的把这个动作叫作传电，医学专业术语则称之为"推进性蠕动"（propulsive peristalsis）。

食道肌肉层的上 1/3 段是横纹肌，所以我们对这一小段的蠕动尚能感觉到；在锁骨间的浅沟以下，食道肌肉就进入了平滑肌的地盘，从这里往后的旅程，都是我们无法再去主观感知的体内世界。

食道的底端由一圈环形括约肌把着门，它是胃的入口——贲门，过了这道门就是胃囊。当食道肌肉蠕动至此，这圈括约肌会舒张 8 秒钟，蛋糕糊糊便可以畅通无阻地被推送进胃里。当吞咽动作完成，鼻腔、气管开始正常呼吸的时候，贲门再次牢牢合上。

从嘴巴到胃的路途虽然仅仅是万里长征第一步，却是从主观的感知世界到自主神经控制的无意识世界的必经过渡，需要两个世界最大限度地集中注意力和团队合作。团队的默契合作可不是一两天就能练成的，而是打娘胎里就开始练习了。说到练习，胎

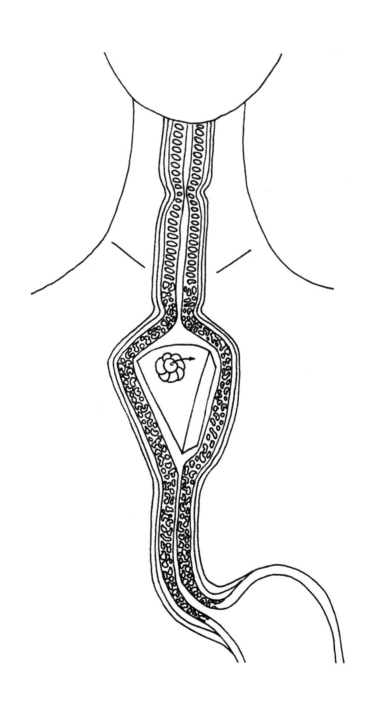

儿每天在子宫里都会吞咽羊水，从最开始的几毫升，到足月时可达几百毫升，即使有时候失败了也没什么大碍，因为胎儿整个（包括肺）都是浸在水里的，所以自然也不用担心会被"呛到"。

成年人每天会吞咽 600～2000 次，有 20 多组肌肉参与其中，一般完成率都很高。但是人年纪大了后会越来越容易被呛到，这是因为协作共事的肌肉们开始配合得有些懈怠，不是软腭和咽后壁收紧时卡得不准，就是喉头指挥家开始举不动指挥棒。别人呛到的时候去拍拍背，除了感情支持，其实并没什么用，一通剧烈咳嗽之后，还是建议尽早到专业医生那里寻求帮助，让吞咽小分队重拾青春。

胃：你是来找我的吧

胃比你想象的还要柔韧和爱运动。在蛋糕糊糊到来前，它就开始做热身运动了，只要是从嘴里送进来的，有多少它装多少，照单全收。一个大蛋糕揉巴揉巴起码也有 1 升的体积，只要你能吃得下去，胃就能把它全部盛下。唯一的例外是身体充满负面情绪的时候，比如恐惧或紧张，会严重降低胃壁平滑肌的韧性，所以这个时候我们会食欲不振或者吃一点儿就恶心。

蛋糕糊糊"砰"的一声被推进胃里，在胃看来，这一声就是起跑的发令枪声，胃壁开始全力加速运动，蛋糕糊糊随着一道漂亮的弧线被打到前方的胃壁上，随即又被全力弹回，就像是在玩"看你究竟能飞多远"的游戏，医生把它称作"后退"（retropulsion）。这个游戏虽然你没法主动参与，但是游戏闹出的动静你肯定见识过，就是饭后让人尴尬的"咕噜咕噜"声（只要把耳朵贴近左右肋弓中间的小三角区就肯定能听见）。胃里一热闹起来，肠子也跟着开始蠢蠢欲动，因为它得给新人腾地方呀，旧的不出去新来的住哪儿呀。正因为如此，我们大吃特吃一顿之后，经常很快就会想上厕所。

一块小小的蛋糕就足以让我们的肚子忙上半天。胃差不多要蠕动 2 小时才能把蛋糕糊糊研磨成细小的颗粒，细小是指 0.2 毫米左右，而大部分磨完的颗粒都比这个还要小。到了这种程度就算是胜出一局，可以继续闯关了。胃的底部有一个小孔，也是环形括约肌把守着，这是胃的出口——幽门，过了它前方就是小肠了。小于 0.2 毫米的颗粒可以直接从孔中穿过去，大一点儿的就要等待芝麻开门了。

简单的碳水化合物，像蛋糕、米饭、面条这样的，都能很快地抵达小肠，然后被进一步消化吸收，进而血糖升高。但是蛋白质和油脂通关的时间明显要长得多，一块牛排差不多要在胃里待满 6 小时才能顺利通过幽门全部抵达小肠。所以，如果我们一餐只吃了肉食或者油腻的煎炸食物，那么餐后总是有再吃个甜点的欲望，原因就是出自本能。血糖可等不及你慢悠悠地消化完牛排，你得先用甜点预付给它。总而言之，碳水化合物可以很快产生饱腹感，让你恢复元气，但是说到耐力和充饥能力，那还是要数蛋白质和油脂。

小肠：向前！向前！向前！

直到第一小口食物来到小肠，消化的重头戏才算是真正拉开了帷幕。五颜六色的蛋糕糊糊们走在这条长长的消化通道里，走着走着就陆续穿越肠壁消失得无影无踪，就像穿过了《哈利·波特》的九又四分之三站台[1]一样。小肠见着蛋糕就开始动了，通过不断地收缩舒张，蛋糕糊糊在小肠里周而复始的分离合拢中被一再混合。同时，小肠绒毛从各个方位伸进蛋糕糊糊，一边搅动一边吸收。等到这团糊糊差不多被搅匀了后它就会被大力前推至下一个环节。在显微镜下可以看到这个过程有多么激烈，甚至连最纤细的小绒毛都没闲着，真正实现了全民总动员。

无论小肠在做什么，它的信条都只有一个：向前！向前！向前！这一信条体现在小肠重要的运动形式——蠕动，一种由神经介导的反射活动。第一个发现这个运动机制的人曾做过一个有趣的实验，他将一段小肠分隔开来，然后用一根管子往里面吹气，结果小肠像打招呼似的又把气吹了回来。正因为如此，医生们都建议多摄入膳食纤维，因为膳食纤维很难被消化，它们在肠道里被搅拌的时候会挤压到肠壁，然后又被弹回，这样的过程有助于肠道加速蠕动，食糜可以被迅速搅匀然后向前推送。

如果这团蛋糕糊糊还没被搅晕的话，它应该能听到周围交织着有节奏的电波声。小肠里有特别多的神经细胞负责打节奏，它们释放出微弱的电流脉冲，这个电波声就像是肠道肌肉的呼唤，一声一声朝着同一个方向。接收到电波的肌肉会回礼发出一个蠕动波。这一切都是在按照特定频率有条不紊地进行，就好像听到动感的音乐时身体会跟着低音炮的节奏摇摆一样。蛋糕糊糊，更准确地说是还没有消失在九又四分之三站台的糊糊们就这样被坚

---

1. 九又四分之三站台：源自罗琳的《哈利·波特》，指伦敦火车站第九和第十站台之间的一堵墙，向墙冲过去就会穿越。

定地朝着下一个目标推进，绝不会偏航。

　　小肠在整个消化道中算是最勤劳敬业的了，只有在一种情况下它才会消极怠工，那就是呕吐。原因很简单，既然都要吐出去了，干吗还费那功夫，怎么来的就怎么回去吧。

　　蛋糕旅行到这里，其实已经被吸收得差不多了。理论上我们可以跟着剩余的残渣一起进入下一关——大肠，但是如果现在就去，我们就会错过一个听得见摸不着还常常被人张冠李戴的神秘人物，为了避免这种遗憾，还是让我们在此稍稍留步吧。

　　经过一段时间的消化，残留在胃里和小肠里的大多都只剩一些大型的或是杂七杂八不相关的东西了，比如整颗的玉米粒、包有肠溶衣的药片、食物中残存的细菌或者是一不小心吞下的口香糖……小肠是很爱干净的，它就是吃完大餐后一定立刻把厨房打扫干净的处女座。在结束消化工作后几小时再去参观小肠，里面已经是闪亮如新了，连一点儿异味都没有留下。

　　清理活动在小肠消化结束 1 小时后就开始了。教科书把这个清理过程称为"移行性复合运动"（Migrating Motility Complex，MMC）。先是幽门大开，把胃里剩余消化不掉的全部扫地出门。进而小肠接过接力棒，发出强劲的波群把垃圾迅速向前推进。在医学摄像机的镜头下，这一幕看起来如此激动人心，就连平时乏味的科学家们也忍不住把 MMC 戏谑为能干的"管家"。

　　这位管家每次干活的时候动静都很大，你肯定或多或少听到过它发出的"咕噜咕噜"叫声。这个声音不仅来自胃，更主要的是来自小肠。肚子"咕咕"叫并不是因为饿了，而是正好趁不消化的空当在打扫卫生。只有当胃和小肠都差不多清空了，大部队移师后，管家才好卷起袖子干活。如果上顿吃了牛排，在胃里消化就要耗 6 小时，到了小肠又要耗 5 小时，管家也只能在旁边等 11 小时，直到清场后才能打扫。

　　并不是每次清扫工作都能被听到，清扫工作有时轻些有时响些，这主要取决于肚子里进了多少空气。如果清扫过程中间又进食了，那清扫任务就会立即中断，毕竟消化工作比起打扫来要更重要。如果你总忍不住吃零食的话，那管家永远都没机会打扫卫生。基于这个考虑，有的营养学家推荐，在两次进食间最好留出 5 小时的空闲。至于 5 小时是不是最精准科学的，这个还有待证实。但至少如果你认真地咀嚼，做好消化前准备工作，那剩余的大型垃圾也会相对变少，也算减轻了清理工作的负担。

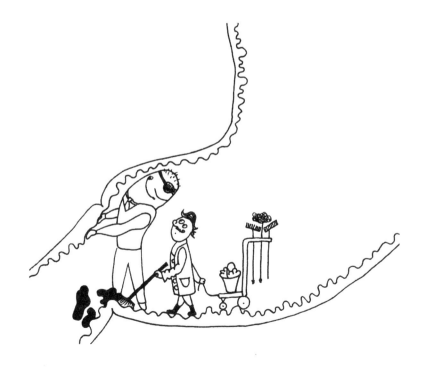

大肠：静止中蕴藏着力量

小肠的末端是回盲瓣（ileocecal valve），它是小肠与大肠的分界线。大肠的工作理念和小肠截然不同，它更倾向于享受慢生活。"向前！向前！向前！"的口号到了这里也不灵了，勤勉的管家也没了，食物残渣时而被推着向前走走，时而又被退回来几步，这里的一切都比较随遇而安。大肠是肠道菌群赖以生存的静谧家园，它们在这里等待着食物残余的到来。

大肠工作起来慢慢吞吞的，因为需要它兼顾的需求实在太多了：大脑不想我们总往厕所跑、肠道菌群需要足够的时间啃干净最后一口能啃的，从身体其他器官那里借来用作消化液的水分也要还回去……

蛋糕抵达大肠时已经面目全非了。不过还能见到一点儿蛋糕原材料影子的，可能只有水果夹层里的一点儿水果纤维了，其他全都变成消化液了，这些水分在大肠里会被重新回收进体内。当我们害怕或者紧张的时候，大脑会不自主地惊动到大肠，大肠还来不及好好回收水分就拉了，这就是紧张型腹泻。

虽然大肠和小肠一样都是光滑的肉管，但在医学插图里它总是被描画成"珍珠项链"的样子。为什么会这样呢？如果剖开肚子，看到的大肠确实就长着珍珠项链的形状，主要原因在于，它时常处于慢动作的行为艺术状态。大肠和小肠一样会通过舒张收缩来混合食物残渣，只不过大肠经常一缩着就不动了，就像是被定在了那里。定一会儿后它会"解冻"舒缓一下，然后换个姿势又定住了。也难怪教科书会选择珍珠项链来作为它的"头像"。

虽然大肠总是懒洋洋的，但每天还是有这么三四次，它会打起精神认真地把食物残渣往外扫扫。如果肚子里的存货足够多，这个清扫动作甚至能让你一天去三四次厕所，但是对大部分人来说，肚子里的货也就够每天卸载一次。据数据统计，甚至每周只排便三次也还属于正常范围，尤其对女性来说更是这样，因为女性的大肠通常要比男性的更加慵懒一些。对此，医学界暂时还无法给出明确的解释。你是不是在想，有没有可能和雌性激素、雄性激素有关系？科学家们也想到了，并对此做了一番调查，答案是——不。居然没有什么关系。

从蛋糕进嘴到便便出来平均下来要一天的时间。性子急点儿的大肠只需要 8 小时，而性子慢一点儿的能磨叽到 3 天半。经过在肠胃里的搅拌混合，蛋糕里的某些同志能拖到 12 小时，甚至 42 小时后才依依不舍地告别大肠。对那些消化缓慢的人而言，只要没什么不适感，便便硬度适中（见 Part 1 "便便外刊"），慢一点儿就慢一点儿吧，也没什么好担心的。所以跟小肠相反，大肠的座右铭是："静止中蕴藏着力量。"

反酸：亲兄弟也难免有打架的时候

不管是胃部的平滑肌还是腿部的横纹肌，一样都会出错。腿部肌肉出错了会崴脚摔跤，胃部肌肉出错了胃酸就会流入它不该到达的地方。觉得胃灼热的时候，胃酸已经开始倒流进食道，但只是在食道的最下端，所以灼烧感在胸腔；而胃反酸的时候，胃酸和各种消化酶能一直涌到喉咙口。

反酸原因：都是神经惹的祸

造成反酸的原因其实和崴脚摔跤大同小异，都是神经惹的祸。神经控制着肌肉的运动，比如视神经没有注意到一级台阶，发送给腿部神经的信号也就跟着错了，腿部肌肉保持着走平地的模式，结果就是给大地一个热情的拥抱。同样地，如果消化道的神经也接收到了错误的信息，胃酸就会流向它不该流向的地方。

食道和胃的连接处就是最容易"摔跤"的地方。尽管造物主在设计人体的时候已经把食道建得很窄，还用横膈膜固定住，最后选了个斜角才插进胃里，但是防不胜防，百密一疏呀。大约 1/4

的德国人都有胃酸倒流的症状。但是这可不是"现代病"，即使是在那些保持着几百年前生活方式的游牧民族那里，胃酸倒流的发病率也一样高。

问题的症结在于，食道和胃同时由两位领导在管，一位是脑部的神经系统，另一位是肠道的神经系统。其中，脑神经系统除了负责控制食道和胃连接处（贲门）的括约肌外，还会影响胃酸的生成；而肠神经系统则负责食道人浪式的运动方式，保证吞咽流程的顺利畅通。我们每天会数以千次地咽唾沫，要是肠神经罢工，口水咽不下去的话……真是想想就可怕。

缓解反酸：少分泌就少出错

如果两大神经系统配合不好，贲门括约肌不给力的话，胃酸自然撒了欢似的到处跑。这里有一些比较实用的小贴士，可以协助两大神经系统回到各自的正轨上。比如，嚼口香糖或者多喝茶可以帮助训练神经，因为做这两件事的时候都会有无数份少量的液体（不管是口水还是茶水）流向胃里，这可以对神经系统起到强烈的暗示作用："这个方向才是对的，往回流就错了。"另外，放松技巧也很有效，甚至效果更长久，因为放松的情况下可以减少大脑神经由于紧张而下错指令，从而有效地闭合贲门括约肌并避免胃酸分泌过多。

进餐可以激活某块特定的大脑区域，而抽烟也有一样的效果。所以，抽烟不仅能模拟进食的快感，也会刺激胃酸分泌，而贲门括约肌也会被忽悠得舒张开来，准备迎接不存在的食物。如同进餐能使大脑兴奋起来一样，抽烟也会激活我们的大脑区域。这就是为什么停止抽烟也可以减缓反酸和胃灼热的症状。

不光是抽烟，女性怀孕时产生的孕激素也是个大忽悠。本来孕激素的职责是帮助子宫在孩子出生之前处于放松舒适的状态。但是这个功效居然对贲门括约肌也起作用。放松的括约肌再加大肚子从下往上对胃施加的压力，自然又使得胃酸撒了欢似的往上蹿。很多口服避孕药都含有孕激素，所以即使明明是避孕，却有可能会跟怀了孕受一样的罪——胃反酸。

不管是抽烟还是孕激素的副作用都在提醒我们：神经系统可不是包了绝缘层的电缆线，它是融在身体里的一部分，自然会对所有作用在身体上的物质做出反应。不少医生都认为巧克力、辛辣的调料、酒精、甜食、咖啡等都会影响神经系统，从而导致反酸，所以如果有此类病症的话，还是应该避免食用这些食物和饮料。

虽然上述的这些食物大都会影响神经系统，但这不代表每个人都会因此反酸，更不代表所有人都要放弃这些食物。还是建议大家自己在家做做实验，看看你究竟对哪种食物反应比较明显，对哪种没有反应，以免无谓的放弃。

除此之外，你也可以尝试一段时间做饭不放味精。味精的学名叫谷氨酸钠。谷氨酸钠不只味精里有，它也是鸡精、蘑菇精的主要成分，而且很多天然食物里也会少量存在。不仅如此，就连人体里也有。在人体中，神经可以释放出谷氨酸盐，作为神经间传递信息的递质。在舌头上谷氨酸钠可以刺激舌神经并增加饭菜的鲜味。可是到了胃里它可能会干扰神经的正常工作，因为神经可分不清它到底是吃进来的还是同事给它的信号。放弃食用过量的味精，说不定可以帮你缓解反酸、胃热的症状。即使发现不是味精惹的祸，至少也算健康生活了一段时间。

中和胃酸：吃药只是权宜之计

如果你胃酸倒流的频率不太高的话（低于每周一次），那也可以去药店买些可以中和胃酸的非处方药。但是中和胃酸只能解决一时的问题，绝不是长久之计。胃酸之所以酸是有它的原因的，比如它能杀菌、摧毁过敏原、帮助消化蛋白质等。另外，有些中和胃酸的药里还含有铝元素，这个元素对我们的身体来说是完全陌生的，所以千万不要摄入过多，一定要严格遵照药物说明书上的规定服用。

中和胃酸的药最好不要连续服用超过4周。假如你不听劝告，胃很快就会给你点儿颜色看看。为了保持酸性，胃打算要回自己的胃酸。它采取的方式简单粗暴：你不是不让我酸吗？那我就分泌更多的酸，让你的中和剂全部报废，然后我爱怎么酸就怎么酸。所以不光是针对反酸，就算是其他由胃酸引起的疾病，比如胃黏膜发炎，中和胃酸也只是权宜之计，千万不可长久为之。

如果服用了胃酸中和剂后依然没有好转，那么还有强力一点儿的药，比如质子泵抑制剂。它可以直接作用在胃壁细胞上，抑制胃酸的分泌。虽然之前说了胃酸的诸多好处，但是如果它把自己人全都给伤了个遍，那还是暂时不要出来的好，也好让胃和食道先恢复一下元气。不过质子泵抑制剂是处方药，只有在血象和全身检查结果都正常的情况下医生才会开给你。

如果你总是在夜里才反酸，那就再教你一个简单的招数，睡觉的时候只要上半身垫高到和床面呈30度锐角就可以缓解，至于30度锐角怎么搭就随你发挥了，你可以用枕头DIY，也可以去店里买个这样的专用枕头。另外补充一句，上半身抬高30度的卧位对心脏循环系统也很有好处。这个卧姿我们生理学教授推荐了不止 30 次，鉴于他是心脏循环系统领域的权威，再加上他平时又惜字如金，所以我不但对此卧姿的好处深信不疑，还被深度洗脑了，以至于现在我只要听到他的名字，脑子里马上就会出现他倾斜 30 度角睡觉的画面……

如果你还有其他症状，比如吞咽困难、体重下降、水肿或者充血，必须立刻重视起来，这些可是身体的严重预警。请你无论如何都要去医院做个胃镜，因为泛胃酸还不算可怕，泛胆汁才可怕！胆汁倒流是从小肠上来，一路上经过胃，一直反流到食道的。更要命的是，胆汁根本不会有灼烧感，但是带来的后果要严重得多。所幸大多数反胃酸的人里，胆汁的含量是很低的。

胆汁如果倒流，会严重干扰到食道细胞的正常思维："我真的是在食道里吗？怎么会不停地有胆汁流过来？啊，难道我是一个小肠细胞？天，怎么可以活了那么久才意识到自己的真实身份！丢人丢大了……"食道细胞真心想好好地面对错误、重新做人，于是它就把自己硬生生地变成了胃肠道细胞——这样一来可就全乱了，而且发生突变的细胞经常会出现程序错误，然后开始不受控制地疯长。当然了，出现如此严重症状的人不多，只有极低比例的人会有生命危险。

绝大多数情况下，反酸和胃灼热并不危险，但是真的很烦人。就像走着走着被自己的裙子给绊了一下，受到的惊吓明显大于实际伤害。被绊的时候，很多人都会不自觉地甩甩头压下惊，反酸的时候也可以有类似的安抚。喝几口水就可以稍微压一下胃酸，还有记得放慢快速的脚步，毕竟你放松了你的胃才有机会放松。

呕吐：不想要的都统统吐出去

100 个人呕吐可以有 100 种原因。如果把 100 个即将在 1 小时后呕吐的人摆在一起，会是一幅多么形色万千的画面啊：14 号正坐在过山车上，吓得两只手在空中乱晃；32 号正对美味的鸡蛋沙拉赞不绝口；77 号手里紧紧攥着一根验孕棒，一副不可思议的表情；100 号正在读药物说明书——"……可引发恶心和呕吐"。

呕吐的工作流程：准备好了吗？呕……

呕吐可不是神经出错造成的，它是精心策划、严格执行的大师之作。数以百万的微小受体时刻测试胃里的东西、检查血液、加工处理大脑所获得的观感。庞大的神经网络将收集到的每条信息上传到大脑，大脑继而对收到的信息加以分析和权衡，根据警报程度的高低做出最终判定：吐还是不吐。决定会下达给相关肌肉，工作就要开始了。

尽管这 100 个人呕吐的原因大不相同，但是吐起来的时候都是一个程序：接到报警的大脑激活分管呕吐的脑区域，并将身体设置为"紧急状况"。接着脸色开始变得苍白，因为脸上的血液会全流向肚子。血压开始下降，心跳变缓，唾液开始大量分泌。分泌唾液可是必要措施，因为吐的时候珍贵的牙齿可不能被胃酸给侵蚀了。

警报自然是由肠胃发出的——肠胃开始变得躁动不安，小波浪式地把肚子里的东西推向和平时完全相反的方向。因为这些都发生在平滑肌的领域内，理论上我们是无法感知的，但是很多人凭着身体的第六感都会知道：现在应该去找一个容器准备一下了。

即便胃部空空如也，要吐还是有的吐的，因为小肠也同样可以把里面的东西倒出来，胃还会特意门户大开，绝对不设路障。在如此重大的行动面前，团队合作当然是最重要的了：当小肠突然间把自己不要的东西推回给胃部时，这个由下而上的施压会刺激到胃部敏感的神经，这些神经再立刻把这个消息上报给大脑的呕吐区域——万事俱备，只待呕吐。

肺会深吸一大口气，然后呼吸通道关闭。胃和食道的阀门会一下子完全松开，横膈膜和腹肌猛地急剧收缩加压——"呕"的一声，全部都在瞬间被挤了出来，一点儿不留。

呕吐的原因：人体装机必备功能

很多动物，包括人类，造物主在设计其身体结构的时候就已经把呕吐的功能给考虑进去了。猴子、狗、猫、猪、鱼和鸟类都跟我们属于一类——会呕吐类。但是老鼠、天竺鼠、兔子和马就不会呕吐，因为它们的食道太狭窄细长，而且也没有主管呕吐的神经系统。

这些没法呕吐的动物在觅食时就需要格外小心。像老鼠吃东西的时候会试探性地只啃一小口，只有确定没问题了它们才会放下心来接着吃。如果发现有毒，它们大多数情况下都只会感到恶心，之后它们也学乖了，就不会再去碰它。啮齿目动物（如老鼠、松鼠）的肝脏拥有更多解毒酶，因此它们的排毒能力远远在我们之上。相比之下，马就不行了，它也不懂怎么试吃，马要是吃了不好的东西，那基本上小命就没了。所以，当你抱着马桶吐得鼻涕一把眼泪一把的时候，别忘了也为自己能呕吐这件事自豪一把！

讲了那么多呕吐的事，怎么能不讲讲呕吐物呢。看，32号正在吐他的鸡蛋沙拉呢，瞧瞧，形状保持得多么完整，鸡蛋是鸡蛋、豌豆是豌豆，看来这才刚进胃里"到此一游"就立刻被吐了出来。32号还在纳闷呢："这什么情况啊，我怎么吃饭的时候也不好好嚼嚼呀？"还没来得及想完，"呕"的一声，新的一轮又来了，不过这次吐出来的要细碎得多。如果呕吐物里还含有不少清晰可辨的小块儿，就说明这些东西应该来自胃。如果呕吐物看起来越细小、颜色越黄、味道越苦，就越有可能是来自小肠的礼物了。所以，32号吐出的那些鸡蛋呀，豌豆呀，虽然确实咀嚼得不够，但也说明它们刚到胃里就被吐出来了，离小肠还远着呢。

除了呕吐物，呕吐的方式也可以透露给我们不少信息。如果是吐之前毫无征兆，而且哗的一下吐得很猛烈，那说明这多半是由胃肠道病毒引起的。胃里谨慎小心的传感器首先会数一数究竟有多少个病原体，如果它们发现病原体已经多得数不过来了，就会立刻按下紧急按钮。如果还没呕吐出来的话，免疫系统或许还能掺和进来控制一下事态，但是一旦开吐，就要靠胃肠道肌肉来

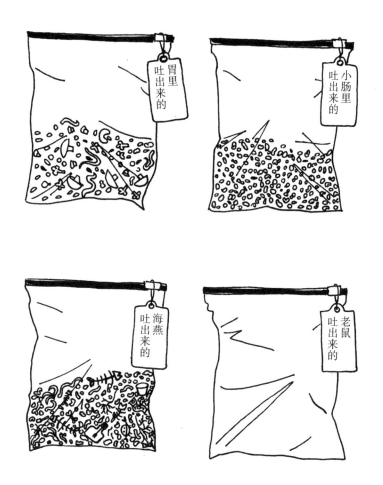

清理了。

　　食物或者酒精中毒也会出现洪流般的剧烈呕吐，但是起码吐之前它会先用恶心不适感稍微预告一下。这种恶心感和呕吐的经验会让我们本能地对同类食物敬而远之。我猜 32 号以后见到鸡蛋沙拉的时候一定会不由自主地心里发怵。

　　坐在过山车上的 14 号现在与 32 号鸡蛋沙拉君一样难受。他患的是"晕车晕船"症，虽然和食物中毒毫不相干，但照样还是吐得满脸满身、迎风飘舞。大脑就像妈妈一样时时刻刻、一丝不苟地看护着身体，小朋友年纪越小，大脑妈妈就越小心翼翼。目前对各种旅途眩晕症最有力的解释就是来自这一理论基础：一旦眼睛接收到的信息与耳朵接收到的对不上了，大脑就晕了——这谁对谁错呀？还是拉起紧急制动吧。

耳朵里面不仅有听觉器，还有一个平衡器，它的作用是调节控制身体平衡。当你在汽车或火车里看书的时候，因为书是静止的，所以眼睛接收并且传达给大脑的状态就是"几乎没动"，而耳朵里的平衡器上报的却是"迅速移动中"。或者是另一种相反的情况，开车时眼睛望向窗外飞速掠过的树干，如果头稍稍跟着移动一下就会产生错觉，觉得那些"嗖嗖"而过的树干比我们移动的速度要快，所以这次眼睛快了、耳朵慢了。不管是上述哪种情况，大脑都会陷入混乱纠结的状态。在大脑的程序中，只有在中毒的时候眼睛和耳朵才会不匹配，比如喝得烂醉或者嗑了药的情况下，即使是坐着不动也会天旋地转。这样一想，也难怪大脑会乱紧张了。

除此之外，强烈的情绪波动，比如压力、紧张或者恐惧也有可能造成呕吐。一般来说，每天早晨我们的身体都会释放出压力激素 CRF（促肾上腺皮质激素释放因子），以增强身体的各项防护值，用来应对一整天的挑战。CRF 可以让我们自由支配能量储备，防止免疫系统的过激反应，也帮助皮肤合成在烈日下防止晒伤的黑色素。当我们情绪波动很大的时候，大脑就会向血液里注入额外剂量的 CRF。

不仅大脑能释放 CRF，胃肠道细胞也同样可以。在胃肠道里 CRF 散发的信号也和大脑相同——压力和威胁！如果胃肠道里有大量的 CRF，不管它是由谁释放的（大脑或者胃肠道），对胃肠道细胞来说都是一个强烈的信号——大事不好，还是吐吧（或者拉出去也行）。

如果这个压力是来自大脑的，那么吐出去可以节省用于消化的能量，而大脑就可以用这省下来的能量专注地解决它自己的问题。如果这个压力来自肠道，说明食物有毒或者肠道消化现在不在状态，还是吐出去的好。不管是哪种情况，都说明现在不是消化的好时机，吐出去的好处还多点儿。如果你一紧张就要吐，那说明你的肠道比其他人都更加渴望能助你一臂之力。

插个题外话：海燕呕吐是为了自我防御。因为一般谁要是吐了，其他动物都会嫌弃地走开。研究人员充分地利用了这一点，他们接近海燕的鸟巢后用呕吐袋挑衅海燕，然后海燕就会不偏不倚地一口气全吐在袋子里，这就算轻松地采完了样本。回到实验室后，这些呕吐物就成了分析周围环境重金属含量以及鱼类多样性的绝佳参考。

防吐窍门：古今中外都适用

这里有几个小窍门，可以帮助大家预防呕吐或者减轻呕吐的症状。

1. 远眺。 晕车或晕船的时候，可以向远方地平线眺望，这样可以帮助同步眼睛和耳朵接收到的信息。

2. 让自己尽量放松。 戴上耳机听音乐，侧身躺下来或者试试其他一些放松技巧。这些措施都有助于身体平静下来，身体自身的感觉越安全越靠谱，大脑中的报警情绪影响就越小。但是这招只对部分人管用。

3. 吃生姜。 目前已经有不少实验都证明生姜在此方面有良好疗效。生姜里的某种成分可封锁大脑的呕吐中枢，从而阻碍大脑传出呕吐信号。当然为了确保有效，吃的姜糖或者其他姜类制品中光有生姜味还不行，必须含有真正的生姜成分才管用。

4. 吃晕车晕船药。 药店里卖的晕车晕船药看起来都差不多，但是药用原理可各有不同。有的可以抑制大脑的呕吐中枢（与姜的作用原理一样），有的可以麻醉胃肠道里的神经，而有的可以抑制胃肠道里的报警信号。抑制报警信号的药物和抗过敏的药物作用原理几乎一样，两者都是通过抑制组胺（一种化学传导物质）来达到功效的。但是防晕的药物更多作用于大脑，而在大脑内抑制组胺会让人产生疲倦感，这也就是吃完这类晕车晕船药会犯困的原因。新型的抗过敏药在这方面就改进了很多，几乎不会对大脑产生影响。

5. 按摩内关穴。 内关穴位于手腕下三指，刚好在小臂两条凸起的肌腱中间。如果没法去针灸师那里，你可以试着自己寻找并轻轻地按摩这个穴位直到觉得舒服一些。这个穴位（在西医中称为P6点）的效果已经在国际医学上得到了临床研究的证实，有40多项的对比实验都证明它对恶心和呕吐有良好的疗效。但它的作用到目前为止还不能用西方医学来解释，根据中国传统中医的说法，按摩这个穴位可以刺激从手臂通向心脏的经络，放松横膈膜，为胃部以及骨盆输送能量。

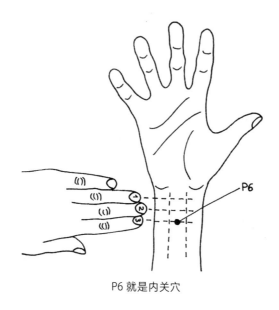

P6 就是内关穴

　　这些小窍门的效果因人而异，不是对每个人都管用。一般来说，生姜、晕车晕船药或者内关穴对于情绪性呕吐都很有效，它们能给内心惊慌失措的海燕搭筑一个可栖息的鸟巢。放松和催眠（骗子太多，记得一定要找专业的催眠师）可以训练神经的韧性，为它穿上一层坚实的保护外套。训练得越多，神经就会变得越强健，对抗个普通的考试或者工作压力便不在话下。

　　说了这么多关于呕吐的话题，但还请记住，呕吐绝对不是身体对我们的惩罚！相反地，呕吐代表了大脑和肠胃为我们做出的最大牺牲，是为了让我们避免可能的中毒，是在眼睛、耳朵不平衡状态时的过度谨慎，是在我们需要能量的时候牺牲自己全力以赴。这个呕吐恶心的经历会成为我们之后人生的指南针：究竟什么是对我们有益的，什么是无益的。

如果我们不清楚究竟为什么会吐，那就最好相信身体的本能；同样，如果我们吃了不好的东西，觉得应该吐出来，但是身体没有反应，也不要强迫身体去吐。抠喉咙、灌盐水或者洗胃，都不是什么好主意，甚至有的时候还会适得其反。比如，如果误食了酸性或者起泡的化学用品，强迫呕吐反而会造成更大的伤害，因为酸会对食道造成二次伤害，而起泡剂在呕吐的时候很容易进到肺里。所以自 20 世纪 90 年代末起，急诊措施里就已经取消了强迫性呕吐。

身体如果要吐的话，主观意识是控制不住的，因为这是千百万年流传下来，身体里最原始程序的一部分。就算主观意识再不情愿、再用力克制，身体想吐还是会吐："本来我还想再干两轮的，你现在突然要吐，那我是喝还是不喝了？！"如果身体不想吐，也不是必须采用催吐的措施的话，那建议你还是三思而后行，不要硬闯古老规矩的红灯。

便秘：今天，你拉了吗？

便秘就是……一直在期待着那啥，但它就是不出现……好不容易来了吧，还要费上好大的力气，结果就这么一丁点儿。所谓千呼万唤"屎"出来。

10% ~ 20% 的德国人都饱受便秘困扰。要确定自己是不是便秘圈中的一员，你必须满足下列条件中的至少两条：每周排便次数少于三次，排出的便便有 1/4 以上的质地都非常硬，排出来的经常都是驴屎蛋（就像这样"···"），排便的时候经常要费老大的劲儿，经常要靠辅助办法（开塞露或是民间偏方）才能排便，拉完总觉得意犹未尽。

便秘往往是肠道神经和肌肉团队配合不再紧密而导致的。多数便秘的情况下，消化还是以正常速度进行的，直到到了大肠的最后一段，神经和肌肉才开始出现意见分歧，在要不要把便便马上排出去的问题上难以达成共识。

判断是否便秘的最好标准不是上厕所的频率，而是看上厕所有多困难。坐在马桶上的时间应该是轻松愉快的，但是如果这段时间总是让你觉得崩溃，那就有问题了。便秘的等级和成因有很多种：旅行的时候最容易便秘，生病或者压力大的时候也会容易便秘，最糟糕的就是长期习惯性便秘了。

几乎每两人中就有一人体会过旅途中的便秘，尤其是前几天，总是不能顺利地完成"任务"。虽然每个人都有自己的原因和理由，但是所有原因的背后都藏了一条真理：肠道是个有强烈习惯依赖症的家伙。肠神经会记下我们爱吃什么，什么时候吃，每天做多少运动、喝多少水，我们什么时候睡觉、什么时候起床、什么时候去上厕所。如果一切如它所料，它干起活来就会精神抖擞，认真监督肠道肌肉完成工作。

我们出门旅行之前总是会考虑周全，钥匙要带着，厨房里的炉灶要关好，为了打发时间，书要带一本，让耳朵享受高保真音效的耳机也要带着。我们想到了方方面面，却忘了一样：肠子就想中规中矩地在家待着，但是我们硬生生地把它带出了门。到了外面混乱的世界，大脑觉得新鲜刺激，可肠子却觉得被背叛了。

旅途中我们吃着飞机上难以下咽的航空餐、超市买的小面包或者一堆以前见都没见过的食材调料。本该午餐的时间里我们却被堵在路上或者排着长队等着买票。另外，水也不敢多喝，不然找厕所太不方便，飞机里、空调车里的干燥空气还火上浇油地让本来就缺水的身体更加干燥。这还不算最厉害的，最厉害的还有昼夜颠倒的时差问题。

肠神经注意到了这种不同寻常的情况，它们有点儿晕了：这是怎么个情况？还是先观察一段时间吧。就算在如此混乱的一天里，肠道还是坚持完成了工作，向我们发出了去厕所的信号，但是因为我们在路上一时不方便去厕所，便硬生生地忽视了它的信号，把便便堵在门口。所谓经常的"一时不方便"，你不如就坦白承认了吧，其实根本就是因为你是"不是我家厕所不能忍星人"，此星球的人不是自己家的厕所一般都不太能坐得下去。最恐怖的是公共厕所，要拿出十二分的勇气才能进去，进去了以后先要花若干时间用厕纸把马桶圈一层一层地垫起来，就这样坐下去的时候基本上还要动用"水上漂"的轻功，坚决不能坐实。要是再讲究点儿的连这个都不行。对此星球的居民来说，旅游简直就是对肠子的惩罚，请你们在旅途中务必找一个你家厕所的代替品，让肠子安静舒心地干完大事。

缓解便秘：我可以让你拉拉拉

对于轻度便秘患者（时间不长、程度不重），我在这里教你们几招，帮助你的肠子克服心理障碍、重现活力。

1. 多吃膳食纤维，它能按摩肠壁，帮助增加肠胃蠕动。

膳食纤维在小肠里不会被消化掉，它们抵达大肠后会四处敲门（肠壁）拜访，通知各位："爷来了，放爷出去。"效果最好的是洋车前子壳（Plantago ovata）和李子（当然是李子好吃多了）。这两种食物不仅富含粗纤维，还含有一种特殊的成分，可以帮助肠道吸收更多的水分，从而使得便便湿润柔软有弹性，一般坚持食用两三天就能看到明显的改善。所以你可以在旅行前一天或者第一天开始吃一些洋车前子壳或者李子，当然这也要看你自己的作息习惯和行程安排。要是你的行李箱里面放不下李子了，不如去趟药店，买一些便于随身携带的粗纤维片剂或者粉剂。30 克的粗纤维听上去只有一点点，但作为一天的量已经足够帮你消化啦。

要是你对膳食纤维的知识很感兴趣，那我还可以再补充讲一点儿干货：非水溶性的膳食纤维虽然可以让肠子蠕动得风生水起，但比较容易引发肚子疼；水溶性的膳食纤维虽然没法提供十足动力，却可以帮助食物消化得更好，让便便更柔软。那么，去哪里找比例适中的膳食纤维呢？大自然的设计往往就是最精妙和周到的：果蔬的外皮通常都含大量的非水溶性纤维，而果肉却含有丰富的水溶性纤维。

光吃膳食纤维不多喝水也没用。如果水分不够，那这些纤维也就是硬邦邦的一团，只有水分充足它们才能膨胀成一个有弹性的啫喱球。这样在飞机上享受电影的时候，肠道肌肉才有东西玩——可以踢啫喱球嘛。

2. 多喝水。如果便便已经足够柔软，喝再多的水也不会让便便变得更软（拉肚子的别来凑热闹）。如果便便已经很硬，再不多喝水，可能就会变得更硬！因为大肠会从便便中抽取水分来补充身体。小朋友发高烧的时候会蒸发掉体内很多的水分，以至于吃下去的东西一直会卡在肠道里。坐远途飞机也会造成一样的困扰，因为机舱内干燥的空气会在不知不觉中吸走我们体内的水分，你肯定知道坐在飞机里鼻子有多干。在这种情况下，强烈建议你多喝水，一定要比平时喝得多得多，这样才能把流失的水分补回来。

3. 不要憋大便。有便意的时候就一定要去厕所，尤其是到了你平时上厕所的时间点，就更不能憋了，因为这是你和肠子之间定的不成文规矩。如果平时你是每天早上上厕所，旅行的时候肠子给你按点发来了信号，你却完全无视，硬是憋着，这就算破坏规矩了。肠子想按规矩办事，你不干，本来肠神经和肌肉配合起来要把便便运出去的，现在只能再往回运，等待下次机会。一来二去，到了这个点不把便便往外运而是往回运就变成了新规矩，要把规矩再改回来就费事了。雪上加霜的是，便便在等待区的时候，肠子还会回收些水分，所以等待的时间越长便便就越硬，你上厕所就变得越艰巨。说了这么多就是为了告诉你，连续憋便的后果很有可能就是便秘。所以你下次出门到了想上厕所的时候，还是忘了你"不是我家厕所不能忍星人"的身份吧，深吸两口气豁出去，上就完了。

4. 补充益生菌和益生元。有益的活性微生物和它们最喜爱的食物（能帮助益生菌在大肠里繁殖的元素）能为疲倦的肠子注入新的活力。要想了解更多相关情况，可以咨询药房药剂师或者继续读这本书。

5. 多散散步？不一定管用。如果你的运动量突然比平时少了很多，肠道会变得倦怠缓慢，没错，这个逻辑还是对的。但如果你的运动量跟平时差不多，那多散一圈步也没什么大用。研究表明，运动强度稍微大一些更能对肠道蠕动起到促进作用。所以如果你没有准备好汗流浃背，只是为了上厕所的话，就不必强迫自己出去走一圈了。

假如你还有兴趣尝试一些其他偏方，那不妨试试"蹲式秋千"吧。这个做起来很简单：首先坐在马桶上，上身最大限度地往前弯曲，尽量去够大腿，然后抬起上身重新回到90度角的坐姿。这样重复几次应该就有感觉了。友情提示，上厕所时请记得关门，否则吓着别人就不好了。

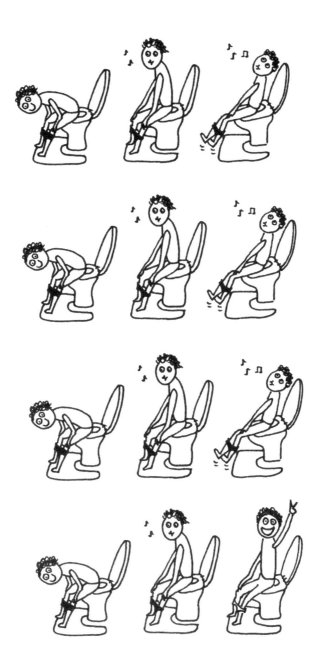

如果以上讲得统统不管用，那么这里还有几条忠告。

如果是顽固性的便秘，说明肠道神经已经不仅仅是紊乱或者赌气了，它们需要更多的关怀和帮助。如果你试遍了所有的小窍门还是对厕所望而却步的话，那我这里还有一个法宝（至于这个法宝是什么，详见下节内容）。但是这个法宝只适用于那些清楚自己便秘原因的人。如果你连自己为什么便秘都没搞明白，那这个法宝也没办法帮你解决问题。

如果你的便秘期已经特别漫长，或者来得特别突然，那请务必去医院好好检查一下，看看背后有没有隐藏一些别的身体问题，比如隐性糖尿病或者是甲状腺疾病，再或者你天生就是个消化缓慢的便秘君。

关于泻药：实在不行，再来点儿

用了泻药那就是要见"真金白银"的！即使再懒的肠子也能把能倒的全都倒出来！

泻药就是我刚才说的法宝，可用人选有旅行型便秘者、消化缓慢型便秘者、顽固不化的"不是我家厕所不能忍星人"和痔疮患者。泻药的种类繁多，作用方式也不相同，现在我就来详细说一说。

高渗性泻药

用高渗性泻药排出的便便的形状、硬度都不错，它利用的原理是渗透作用。如果某一区域水中的盐、糖等离子的含量高于另一区域，那另一区域的水就会渗透进这一区域，直到两边离子浓度变得差不多。运用这个原理可以使蔫了的蔬菜叶重新变得水灵，只要把它浸在水里半小时，捞出来的时候就又变得新鲜爽脆了。这是因为蔬菜叶中含有的盐分、糖分等要远远高于碗中的水，所以碗中的水会源源不断地渗透进蔬菜叶里。

高渗性泻药里含有某些特定的盐类、糖类或者其他小分子链，它们不会被吸收，可以直抵大肠。体内的水分会因为它们渗透进肠腔，便便就会变得湿润柔软。但是物极必反，过量服用就会导致肠腔内水分太多，结果就是拉肚子。

市面上有各种种类的高渗性泻药，你可以按喜好、需求选择盐类、糖类或者其他小分子类的"吸水剂"。盐类，比如硫酸钠，可归于猛药类，用起来比较粗暴。它会导致突然排便，而且经常服用的话会导致体内电解质紊乱。

在以糖类为基础的泻药中，用得最广的就是乳果糖了。它除了能吸水，还能滋养肠道菌群。被滋养的肠道菌群又可以通过生产一些软化剂或者刺激肠壁运动来起到辅助作用。当然，这也会带来一个可能的副作用——如果菌群被滋养得太好，或者被滋养的是"生气"菌，就会导致胀气和腹痛。

乳果糖由乳糖而来，比如高温加热牛奶，乳糖就会转变成乳果糖。用巴氏消毒法杀菌的牛奶因为生产过程中会短暂高温加热，所以里面含的乳果糖会比刚挤下来的牛奶要多。一般情况下，采用超高温消毒的牛奶又会比用巴氏消毒法加工的牛奶含有更多的乳果糖，以此类推。除了乳果糖，也有一些其他糖类可以用作通便剂，比如山梨糖醇。常见的几种水果中就含有山梨糖醇，比如李子、梨还有苹果。之前说李子助消化，这是原因之一。大人常常警告小朋友不要一下子喝太多的新鲜苹果汁，那样会拉肚子，这也是原因之一。山梨糖醇和乳果糖一样都不会被肠道吸收，所以它也经常被用来做代糖的甜味剂，它在欧盟的食品添加剂代码是E420[1]。所以超市里含有E420的无糖润喉糖经常都会标明"过量食用会导致腹泻"的字样。跟乳果糖相比，山梨糖醇在几个实验中表现更好，因为它的效果不比乳果糖差，还比乳果糖的副作用要小，至少不会导致胀气。

比起盐类和糖类通便剂，小分子链算得上最温和的了。最常见的是聚乙二醇（缩写PEG），它不会像盐类通便剂那样使体内的电解质平衡紊乱，也几乎不会像糖类通便剂那样导致胀气。小分子链的链长往往就藏在它的名字里：比如PEG3350中的3350，就是指所有原子连一块儿构成的分子的分子量。它要比PEG150好得多，因为PEG150的分子链太短，短到能被肠道吸收，这可不是它该去的地方。虽然PEG被肠道吸收了也不会有什么危险，但这会误导肠道，因为像PEG这样的纯化学合成物在平时的饭桌上是绝对找不到的。

也正是上述的原因，短链的PEG分子像PEG150不会被用在泻药里，但是我们为它吸水的功能找到另外一个好去处，那就是化妆品。把它涂在脸上可以保湿。目前来看它不会对皮肤造成什么损害，但对这一问题的探讨一直都在持续。通便剂里含有的PEG都是些不会被消化吸收的分子链，所以即使长期服用也不需要担心。最新的研究显示，PEG类泻药不会让人产生依赖性或对人体造成永久性损伤，部分研究结果甚至还表明，它还能改善肠黏膜的保护功能。

---

1. E420：山梨糖醇。E编号是欧盟对其认可的食品添加物的编号，在食物标签上常能看到。具有E编号的添加物代表已经由欧盟认可，能够使用在食物中。

高渗性泻药发挥药效不仅在于增加了便便的湿度，还在于增加了便便的容积。肠道里的水分越多，或者小分子链越多，或者肠道菌群滋养得越好，就越可以帮助扩张肠道，刺激肠壁，促进肠道蠕动。

滑润性泻药

滑润性泻药简直就是帮便便做滑翔伞运动——滑过肠道，飞跃进马桶。凡士林的发明者罗伯特·切瑟布罗（Robert Chesebrough）每天都会坚持吞下一勺凡士林。凡士林应该和其他很多含有油脂的口服通便剂原理一样——那些消化不掉的多余的油脂可以将便便包裹住，使排便更通畅。让我吃惊的是，罗伯特最后活到了96岁，这件事实在有些匪夷所思——像他这样每天都吃这么多便便润滑剂，居然没有得脂溶性维生素缺乏症。因为脂溶性维生素也会溶在油脂里被一并排出，如果经常或者长期服用油脂性润滑剂的话，人体很难吸收到脂溶性维生素，长久下去会造成体内脂溶性维生素的缺乏，甚至会因此得病。

凡士林还不算真正意义上的滑润性泻药，也不应该被服用。这类泻药里最常用的是液状石蜡，但它也非长久之计。对于痔疮或者肛门手术患者，液状石蜡倒是个不错的过渡性方案，润滑的便便可以减轻排便时的疼痛感，减小对伤口的伤害。其实，药店里卖的膳食纤维也很管用，它可以在肠道里形成柔软的凝胶，排便的时候也不会有刺激性，而且比油脂类的滑润性泻药更加温和无害。

刺激性泻药

刺激性泻药适用于慢性便秘患者。如果肠神经属于非常悠闲慵懒的类型，那么选这款泻药就对了，它是能帮肠神经打起精神来的一剂猛药。要知道你是不是有个懒汉肠，可以通过各种测试来判断。其中一个测试是吞下一些医用小球，然后医生会用一个X光仪跟踪拍摄它们穿过肠道的整个过程。要是过了一段时间后，大多数的小球还是没有乖乖地到肛门处集合，而是分散在四处，那么你就是刺激性泻药的标准用户群了。

刺激性泻药可以附着在一些肠壁神经受体上，通过它们向肠道发出指令：不要再从肠道里回收水分了，快从肠道外把水运进来；肌肉，快动一动！

如果说高渗性泻药还是比较含蓄地点到为止，那刺激性泻药就是指令严格的指挥官，就连最懒的肠子在它面前都不服不行。吃药的时间可以选在睡觉前，这样它可以趁你睡觉的时候工作，第二天早上起来你就可以去厕所了。如果想要立竿见影的效果，那可以试试栓剂，它可以把指令直接下达给大肠，这样的话一般1小时内就能见效。

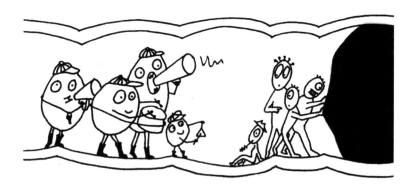

刺激性泻药激发肠道运动，将便便向前推送

106

在这个指挥官小梯队里，有化学出身的，也有植物出身的。芦荟和番泻叶的作用很相似，但是它们都有一个明显的副作用——"腹黑"。它们会把肠子染成黑色的，好在这不会危害健康，停用了以后颜色就会褪下去。

有些科学家认为，过多地服用刺激性泻药，包括芦荟，会对肠神经造成损害。如果真是这样的话，那可一点儿都不好玩了，因为肠神经被呼来唤去得太多可能会造成过度紧张，结果就是变得更倦怠，就像蜗牛那样，只要轻碰一下触角它就会立马缩回去。所以，如果治疗慢性便秘需要长期服用的话，每次服用后需间隔 3 天以上。

胃肠动力药

胃肠动力药是最近研究的新潮流。它只能在肠道现有运动的基础上增加点儿动力，它也不会命令肠道做它不愿意做的运动。这个效果有点儿像扬声器，不会改变放出来的声音，而只是帮助把播出来的声音扩大。

令许多科学家感到兴奋的是，这类药物可以定向作用，比如有的只对某个特定的神经受体起作用，有的根本就不会进入血液循环系统。但是目前许多这类药品的作用机制还不太明确，大都处于实验阶段，有的也只是刚刚进入市场。如果不是情势所逼只能尝试新型药物，那么还是暂时继续用一些临床资料充足的传统药物吧。

三日定律：这样吃药才有效

许多医生在开泻药的时候，都会忘记向你解释什么叫作"三日定律"。其实解释起来费不了多少时间，但是会很有帮助：大肠可以分为3段，一段上升的升结肠、一段平行的横结肠和一段下降的降结肠。上厕所的时候一般被排空的只有降结肠段，到了第二天它会重新被填满，然后新的一轮清空和填满就又开始了。强力泻药可以把整个三段大肠都清空，而直到把大肠再装满，差不多要花上三天的时间。

要是不清楚"三日定律"的话，可能会造成无谓的紧张："怎么会一直都没有便意？这都第三天了！"然后不管三七二十一，又抓起一把泻药扔进了嘴里……这根本就是个死循环嘛。现在我再强调一遍，在用泻药清空了肠子之后，很可能之后的两天都不会想去上厕所，从第三天起才有便意。就算你是慢性便秘患者，在服用过一次药剂后也要至少隔上两天才能再次服用。

1)

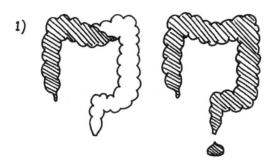

正常状态：大肠的降结肠段被清空，直到第二天才被重新填满。

2)

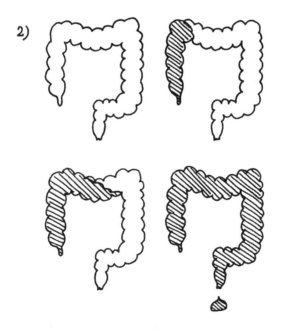

服用泻药以后：整个大肠都被清空，可能需要三天的时间才能再次填满。

大脑和肠子，到底谁指挥谁？

参考一只海鞘。

它可以从自己的角度来告诉我们大脑有多么重要。跟人类一样，海鞘也属于脊索动物，它拥有一丁点儿大脑和差不多算是脊髓的脊髓。通过脊髓，大脑能将指令下达到全身，也能反向从身

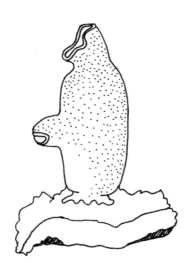

体那里接收发回来的信息。比如，我们的大脑通过眼睛可以接收到街边的景象，同样地，海鞘的眼睛将信号传递给自己的脑袋，告诉它前方是否有鱼挡路。我们的皮肤传感器能把外界的温度信息传递给大脑，同样地，海鞘也能借助它的皮肤传感器将海水的温度传递给大脑。我们的味觉可以把信息传递给大脑，告诉大脑面前的食物是否可口，同样地，海鞘……反正就这个意思，你明白就好了。

这些信息引领着这只年轻的海鞘穿越浩渺的大海，寻找一个适宜居住的家园：最好能找一块安全的岩石，所处区域海水温度适宜，周围食物资源又丰富。一旦它找到这个理想居所，它就会定居下来，定居是指不管发生了什么事，它都不搬了。为了庆祝乔迁之喜，它做的第一件事就是——吃掉自己的大脑。虽然这听上去很不可思议，但是为什么不呢？反正也不需要搬家了，就这么无知者无畏地生活呗。

丹尼尔·沃伯特（Daniel Wolpert）不仅是一位十分杰出的工程师和医学家，同时还是一名极为理解海鞘这种吃脑行为的科学家。他为海鞘找到了一个极具说服力的理由，大意如下：大脑存在的唯一理由就是为行动服务。猛地一听，这理由也太不靠谱了吧！先别急呀，也许我们需要将靠不靠谱重新定义一下了。

行动算是我们生物完成的最不同凡响的一件事了。不行动的话，我们根本不需要肌肉，也不需要神经，甚至可能连大脑也不需要了。正因为我们能够行动，才有了现在的人类文明。这里所说的行动不仅仅指跑步或者扔球，也包括脸部做出的各种表情、清晰地发出的每个音节、说出的每句话，或者将一个计划付诸实践。为了行动起来，大脑协调着各项感官，不断积累着经验。我们的手在动、嘴在动、脚在动，我们既可以让手指精确地移动几毫米，也可以让我们的脚飞奔出几千米。世界因为我们而川流不息。要是我们变成了一棵树，那想动也动不了了，装个大脑又有什么用？

海鞘定居后就把脑子吃了，是因为它不用再动了，于是大脑也就没有存在的必要了。不移动的话长个大脑简直比浮游生物长张嘴还没有意义。浮游生物靠嘴还能为全世界生态平衡尽一点儿绵薄之力，不行动光长个脑袋的话，请问除了浪费能量还能干吗？

我们人类对自己极其复杂的大脑倍感骄傲。我们能发现自然界的基本规律，能思考哲学，能研究物理，能探讨宗教，大脑这些炫目的才能可以引发一系列复杂的行动。大脑的才华横溢让我们把它推上了高高在上的圣坛，突然之间，我们把生活的一切经历全部挂钩在了大脑上——舒适、喜悦、满意，这些全都是大脑的好；惊慌、恐惧、抑郁，这些也全是大脑的错。确实，研究哲理或者物理也就只能靠大脑，但是作为一个人，"人"代表的含义可不只有大脑。

最能说明这点的就是我们的肠道。对，就是这个让你只能联想到臭屁和便便的器官引发了当今科学界新的思考：也许大脑并不是一人独尊地在领导着我们的身体。肠道不仅拥有数不胜数的神经，还拥有很多种身体其他部位没有的特殊神经。肠道配备了各式各样的化学信息素、神经绝缘物质和不同的神经传导方式——如此齐全、复杂的装备，人体里唯一可以与之媲美的就只有大脑了。所以，肠道的神经网络系统也被称为"肠脑"，或者"第二脑"。想想看，如果肠道真的只是负责运送食物、打打嗝、放放屁，那身体花这么大心思在这里配了一个这么庞大精良的神经系统，岂不是纯属吃饱了没事干？所以，这背后一定另有玄机。

对于现代研究中慢慢得出的一些结论，其实早在远古时代我们就已经感觉到了：英文里的"直觉"[1]一词直接翻译过来根本就是"肠子的感觉"，而很多描述感受的成语或者俚语也都和肚子有关。我们害怕时会吓得"屁滚尿流"，我们委屈时会把"苦水往肚子里咽"，如果伤心了会"肝肠寸断"，如果担心谁就会"牵肠挂肚"，如果讨厌谁就会觉得"令人作呕"，如果觉得不放心就会"满腹狐疑"……可以说，人的七情六欲都是脑袋和肚子一起组成的，这可不是口头上说说而已，而是越来越多地在实验室得到了证明。

肠子如何影响大脑：它能高速发信号

科学家要对感觉进行研究，就必须首先找到一个可以测量的点。他们会给自杀倾向的严重程度打分，给恋爱中的人测量激素水平，或者给受恐惧折磨的人不同的药片测试效果。也许你会觉得这些测试听上去也太不浪漫了。这算什么呀，在法兰克福还有一个科学家专门让他的助理一边用牙刷在测试对象的生殖器上挠痒痒，一边对他进行全面的脑部扫描呢。只有通过诸如此类的实验，科学家才能了解身体每个部位对应的脑区域。每一个新的认知都可以帮助科学家把大脑地图画得更完整一些。

比如现在我们就已经知道，生殖器发射的信号抵达的大脑区

---

1. 英文中还常用"gut"一词来表示直觉。"gut"这个词本意是"肠，内脏"，在俚语中引申为"内心的感觉"。

域在头顶下方的位置；恐惧产生于大脑的正里面，差不多两耳连线中间的位置；负责组织语言的区域位于太阳穴上侧；道德感来自额头后方等。为了更好地理解大脑与肠道间的关系，首先要弄清楚它们之间沟通的路径：肚子里的信号是如何传达到大脑的？它们到了大脑里又起着怎样的作用？

肠道发出的信号可能会抵达大脑很多不同的区域，但不是全部。比如，它们绝不会抵达位于后脑勺的视觉皮层，要不然我们就能看到肠道里发生的各种事了。但是它们可能会到达的区域有岛叶、边缘系统、前额叶皮质、杏仁核、海马体或者前扣带皮层。现在我要不顾神经学家的反对，用"人话"把刚才列举的区域再说一遍，它们分别是负责自我感知、感情处理、道德感、恐惧感、记忆和积极性的区域。当然，这不代表我们的道德感是由肠道决定的，但是肠道确实可能会对它产生一定的影响。至于是不是真的能影响到、影响力有多大、怎么个影响法，这些都只能在实验室里一点一点摸索。

"游泳的小白鼠"算是研究激励及抑郁症的实验里最让我感动的一个了。实验的时候，一只小白鼠被放进水池里，水池的水很深，它没法够到底，要是想上岸它就得不停地划水。这个实验要回答的问题就是，为了游上岸小白鼠究竟愿意坚持多久？这个问题其实也触及了生活里的一个根本性问题：为了自己想要的东西，我们到底打算出多大力、到底能为此努力多久？这样东西可以是个具体的目标，比如水池的边缘或者是大学毕业证，也可以是个抽象的目标，又如满足感和幸福感。

有抑郁倾向的小白鼠坚持的时间都不长，总是还没扑腾两下就放弃了。相比起激励作用的脉冲信号，起阻碍作用的信号似乎

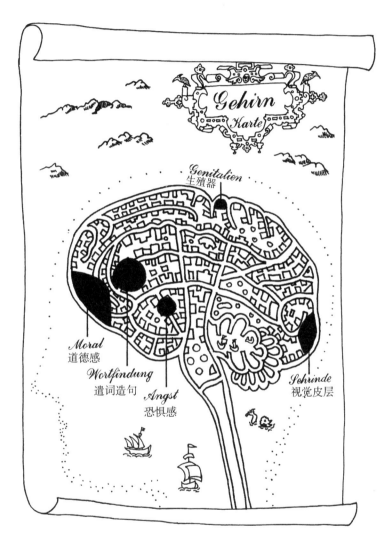

Gehirn Karte

Genitalien
生殖器

Moral
道德感

Wortfindung
遣词造句

Angst
恐惧感

Sehrinde
视觉皮层

　　上图分别显示了人们在看到物象时、感到恐惧时、组织
语言文字时、思考伦理道德时以及性器官兴奋时大脑被激活
的区域。

更容易传送到这些小白鼠的大脑里，此外它们对压力的反应也更强烈。一般来说，这类小白鼠都很适合拿来试验新的抗抑郁药，如果它们服用以后游的时间变久了，那说明这个药应该还是有一定效用的。

爱尔兰科学家约翰·克莱恩（John Cryan）的研究团队在此实验的基础上更进了一步：他们给一半的小白鼠喂食益生菌鼠李糖乳杆菌JB-1，这种益生菌是出了名的可以养护肠道；而另一半的小白鼠则作为参照物正常喂养。在当时（2011），这种通过改变小白鼠肠胃来改变行为的理论还很新奇。结果证明，服用了益生菌的那组不仅比参照组小白鼠游得更久、积极性更高，它们血液里测出的压力激素也有所下降。不仅如此，它们在记忆力和学习能力测验中都明显优于参照组。但是，如果将小白鼠的迷走神经切断后再喂益生菌，它们的测试结果就变得和参照组毫无差别了。

迷走神经是连接肠道和大脑的高速直达通道，它穿过横膈膜，从肺和心脏间穿过，紧贴着食管向上穿过喉咙直抵大脑。在一项人体实验中，科学家发现，用不同的频率去刺激迷走神经可以让实验对象产生不同的感受，可以是舒适也可以是恐惧。基于这个实验，自2010年起，欧洲批准了一个新的抗抑郁症疗法，主要就是通过刺激迷走神经来调节患者的心情。如果大脑是中央指挥部的话，肠道就像是它在地方的外派专员，而迷走神经的作用就像是连接总指挥和地方专员的电话专线。

大脑需要足够的信息才能对身体的动向做出一个全面的判断。没有任何一个器官比大脑的保安配置级别还要高的了：四周有坚硬的脑壳护体，又被厚厚的脑膜包裹着，每一滴流经大脑的血液都要经过双重过滤。它独自高高在上地坐在皇宫里，与世隔绝。

肠道则位于基层一线，它认得上一顿饭里的每一个小分子，拦截漂荡在血液里的激素，和免疫细胞聊天问好，偷听肠道细菌们窃窃私语。它把每天搜集来的情报上报给大脑，不然独自坐在皇宫、与世隔绝的大脑可不知道它的子民每天都在忙什么。

肠道要搜集如此大量而繁杂的信息，光靠着庞大的神经系统还不够，还需要广撒网。肠道巨大的表面积让它当之无愧地成了全身最大的感觉器官，它要是称第二，眼睛、耳朵、鼻子、皮肤都不敢称第一。从眼睛、耳朵、鼻子、皮肤收集到的信息会抵达主观意识层，我们利用这些信息对周边环境做出相应的反应。如果身体是一辆车的话，这些器官就像是车里的停车辅助系统，而肠道就是一个庞大复杂的后台系统，它感知着身体的内部世界，运行在潜意识层。

肠道和大脑的合作从婴儿时期就开始了，它们共同设计构建了小婴儿大部分的感官世界。不管是吃饱的满足、饿肚子的失落、一肚子胀气的折磨，还是爸爸妈妈喂奶、换尿布、轻轻拍打小肚子时的舒服和疼爱，这些都构成了婴儿刚开始对"自我"的认知，而和这个认知关联最紧密的就是肠道和大脑。随着小婴儿渐渐长大，他也会慢慢学着利用其他感官来感受世界，再也不会因为饭菜太难吃而扯开嗓子大哭大闹了。但是其他感官的加强并不意味着大脑与肠道的连接消失了，它们不但没有消失，反而变得更加紧密、更加默契。如果肠道出了问题，会暗暗地导致我们情绪低落，而一个健康、营养充足的肠道则会悄然地改善我们的情绪。

2013 年，在拿小白鼠做实验后的两年，首个肠道养护和大脑健康的人体实验结果终于出炉了。本来在设计实验的时候，研究人员预想的结果是在人身上看不出明显效果。最后，结果出来的时候不仅让他们自己大吃一惊，也轰动了整个科学界：在服用特定比例的复合益生菌4周后，研究人员在实验对象部分的大脑区域观测到了明显的变化，这个变化在处理感觉和疼痛的区域尤为突出。

情绪和易受刺激的肠道：你的不容易，肠子都知道

肠道并不会把肚子里发生的每件事情都上报给大脑。像是今天吃的饭里有颗没嚼烂的豌豆，这种屁大的事儿是不会动用迷走神经这条领导专线的，肠道自己就解决了，别忘了它也有个自己的大脑——肠脑。只有肠脑认为重要的事儿，必须汇报给大脑不可了，这时候大脑才会进来插手。

大脑也不会马上把每一条信息都传达给主观意识。如果迷走神经想把信息上传到大脑中那些超级重要的核心区域，就得先通过门卫这一关。这个门卫就是丘脑。比如，眼睛反复告诉了丘脑20次：卧室里挂着的一直是同一条窗帘。丘脑选择把这条信息挡在门外，因为这对我们的知觉真的无关痛痒，所以即使看见了窗帘，我们也压根儿不会注意到窗帘，脑子压根儿就不会往窗帘上想。但是假设眼睛汇报给丘脑，房间里换了新的窗帘，丘脑这次就会把这条信息放行，"新窗帘"这个想法就会出现在我们的意识里。

像吞了一颗没嚼烂的豌豆这种事是既不可能通过肠道这关，也不可能通过大脑的门卫这关的，因为这件事太稀松平常了，但要是特殊事件那就另当别论了。比如，当肠道发现这顿饭酒精含量出奇地高，通报就会被传达到大脑的"呕吐中枢"；当肚子胀气

的时候，"疼痛中枢"就会被激活；当遭遇病原体的时候，"不舒服"的信号就会被传递给大脑。这些刺激信号之所以都能够传递到大脑，是因为肠道把门的和给大脑看门的都认为这条信息极为重要。当然，这不仅限于负面的信息，也有好的信号，比如酒足饭饱后让我们坐在沙发上心满意足、昏昏欲睡的信号。其实，肚子传上来的不少信号是会到达意识层面的，就是说我们会明确地感受到肚子传递的信息；但是另一些信号是在大脑的潜意识区域进行加工处理的，所以我们一般很难把它和肠道联想在一起。

如果肠子一直处于受刺激的状态，那可能会导致肠道到大脑的连线负担重重，这些在脑部扫描图上可以看得一清二楚。研究者曾经做过一个相关实验，他们在实验对象的肠子里放了一个小球，然后一边对小球充气一边扫描他们大脑活动的状态。没有肠

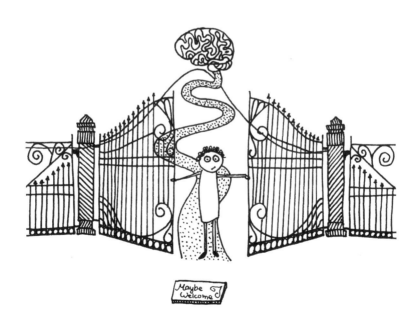

道问题的人，扫描出来的脑图很正常，从脑图上看不出任何明显的情绪变化。肠易激综合征患者的脑图则能看到明显的异常，他们肠胃中的小球激活了大脑中控制负面情绪的区域，这同时也显示出，小球的刺激可以通过肠道和大脑的两道屏障。因此，虽然肠易激综合征组和正常组的实验内容一样，但正常组没什么感觉，而肠易激综合征组却心情不好。

肠易激综合征患者常常会感觉肚子那里受压迫，或者一直"咕噜咕噜"地响，而且容易拉肚子或者便秘。不仅如此，和一般人相比，他们感到恐惧或沮丧的时候要频繁得多。像肠子里的小球那样类似的实验都说明，一旦肠道的屏障变弱，或者大脑对肠道的信息过分关注时，肠子的状态会直接影响大脑，结果就会导致不舒适感和负面情绪出现。

导致肠易激综合征的原因有很多，比如肠子里面持续有低水平的炎症状态（微炎症状态），或者是肠道菌群不够健康，再或者是某种食物不耐受（尤其是患者自己不知道，一直还在吃这种食物的情况下）。肠易激综合征的诊断比较困难，因为从肠镜结果来看，患者的肠道内并没有明显的伤口，虽然最近关于这方面的研究已经有所突破，但是有的医生仍然会把肠易激综合征患者误认为是患者自己多疑多虑臆想出来的结果。

如果不是肠易激综合征而是其他慢性肠道疾病，像克隆氏症或溃疡性结肠炎，在急性发作期的时候肠道里是有明显伤口的。与肠易激综合征不同，这些患者的不适感主要是由于大脑对应的区域不停地接收到来自肠道的信号，而这些信号主要来自他们受损的肠黏膜。虽然这些患者肠道和大脑间通路的屏障还是起作用的，但是他们中也有很高比例的人会有抑郁和恐惧的倾向。

目前世界上有几支非常优秀的科研团队正致力于研究如何强化肠道和大脑间的屏障。这项研究不仅对那些肠道疾病患者很有意义，它对普通人也有着重大意义。在肠道和大脑之间交流的信息中，压力很可能是它们之间最大的易激信息。当大脑有棘手的问题时（比如时间紧迫或者愤怒），它需要借一些额外的能量去着手解决这些问题，而肠道就是它的首选对象。大脑会派出交感神经通知肠道，身体现在处于一个紧急状态，需要从它那里调用点儿能量，特事特办，必须无条件服从。肠道就会极为配合地削减消化用的能量，减少生产黏液，大幅降低肠胃系统的血液循环。

这种紧急措施只是权宜之计。要是大脑一天到晚不停地给肠道下这种紧急命令的话，肠道即使脾气再好也会有受不了的一天，为了避免没完没了的"紧急状况"，肠道开始向大脑传输"不妙"的信号。这时，种种压力后遗症就出现了：筋疲力尽、没有胃口、浑身不舒服、拉肚子等。就像情绪波动引发的呕吐一样，这些后遗症的背后是肠道为了给大脑提供能量，而尽量减少需要消化的体积，从而节省下能量。

和情绪性呕吐不同的是，情绪失控只是一时的，而压力可以是长期的，要是肠道长期这样牺牲自己，自然会变得不健康。肠壁会由于血液供给不足和黏液保护膜减少而变得脆弱，会导致栖居在肠壁里的免疫细胞们释放出大量的化学信息素，而这又会导致肠脑变得越来越敏感，同时肠道自己的信息过滤屏障变得弱不禁风。压力就意味着身体要透支一部分能量——千万注意不要透支太多，要知道"出来混迟早都是要还的"。

此外，微生物学家还提出了一个理论：压力是不卫生的。压力状态下，肠道里可以存活下来的菌群和正常情况下是不一样的。

压力可以改变肚子里的生态环境，可以在这种动荡的环境里完美适应、迅速繁衍的菌群，大多数时候都能把你的情绪胃口一起倒没了。别忘了造成这样糟糕的微生态环境的罪魁祸首是你自己，而最后你也成了肠道细菌的牺牲品。要想把环境再改善回来是需要花时间的，这就意味着即使过了压力爆发期，肠道依然可以持续性地败坏掉你的心情。

来自肚子的感觉，尤其是那些让人心有余悸的经历，让大脑学会在下次行动前先思考一番，比如下次是不是真的还打算当着全办公室人的面做演讲，又如下次是不是还打算一口气吃下那么多的红辣椒。同样，这个感觉也会在肠脑里储存下来，下次再遇到类似情况的时候，肠脑会在潜意识里给出自己的主意，这大概就是我们平时所谓的"直觉"吧。可惜这些都是负面经验，要是生活中美好的经验也能通过这种方式储存下来的话，那还真是应了一句谚语：要抓住一个人的心，先要抓住他的胃，噢不，是肠子。

还有一个有意思的假说吸引了不同领域科学家进行研究论证，那就是肠子不仅能影响我们的情绪、在我们下决定的时候参与一定的决策工作，甚至还可能影响我们日常的行为举止。斯蒂芬·柯林斯（Stephen Collins）的研究团队在这个领域绝对是先锋，他们用两组不同种群的小白鼠做了一个实验：这两个种群的小白鼠在先天行为模式上有很大差异，BALB/c 型小白鼠胆子小些也害羞一些，而 NIH-SWISS 型小白鼠则胆子大也更热衷于探险。

研究人员先是给两种小白鼠喂了三种抗生素的混合物，这些抗生素只作用于肠道，能消灭原先住在那里的各种菌群。紧接着，科学家又给两组小白鼠分别注入了对方鼠种身上典型的肠道菌群。

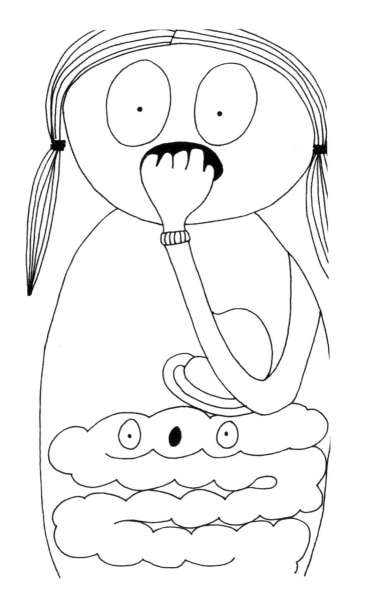

有趣的事情发生了。在接下来的行为模式测试中，两组小白鼠的表现完全颠倒了：BALB/c 型小鼠变得勇敢起来，而 NIH-SWISS 型小白鼠反倒变得畏首畏尾了。这个实验证明，至少对小白鼠来说，肠道是可以影响其行为模式的。至于这个命题在人类身上是否依然成立还有待论证，因为我们目前对于人体的肠道菌群、肠脑以及肠道和大脑的连接通路知道得还太少。

虽然关于肠道的各方面的专业研究还在持续进行，但我们还是可以利用已经有的知识，从身边的小事着手，一点一滴地来改善健康。就拿最平常的一日三餐来说，吃饭时不要有负担，不要火急火燎，不要三心二意，而是应该轻轻松松地享受食物。这点对小朋友来说尤其重要，因为他们的肠脑和大脑是同步发育的。吃饭的时候不要在电视机前蹦来蹦去，家长也不要给太大压力，不要动不动就斥责"不吃完饭就别离开饭桌"。当然，这些问题成年人也同样应该注意，越早改变坏习惯对身体就越好。任何一种紧张情绪或者压力都会激活阻碍消化的神经，这不但会使吸收的效果大打折扣，也会减缓消化工作，让肠子背上沉重的负担。

利用已有的肠道知识我们也可以举一反三，看看它们在生活里都能怎样被运用起来。市面上有卖一种旅途中防晕车晕船的口香糖，它的效果主要是通过麻痹肠道内神经来实现的。神奇的是，吃了这个口香糖，不但恶心的感觉没有了，经常恐惧担心的情绪也会随之消失。那是不是说，即使没有恶心的感觉，如果是肠道引起的心情低落、担心、害怕或者其他什么负面情绪，只要嚼了这个口香糖，就可以暂时麻痹掉焦虑的肠子？同理，酒精在抵达脑神经前会首先抵达肠神经，所以"喝一杯酒放松一下"，有多少放松的是脑神经，而又有多少放松的是肠神经呢？超市里卖的酸奶琳琅满目，它们里面含的究竟是罗伊氏乳杆菌（Lactobacillus reuteri）还是动物双歧杆菌（Bifidobacterium animalis）呢？哪种对身体更好？这些你都可以留意起来，然后拿自己当小白鼠测试一下。（不过，一支中国的研究团队已经在实验室中证明，罗伊氏乳杆菌可以抑制肠道中的疼痛传感器。）

目前，植物乳杆菌（Lactobacillus plantrum）和比菲德氏菌（Bifid- obacterium infantis）已经用于帮助肠易激综合征患者减轻疼痛。对抗经常性的腹痛，简单地服用一些治疗拉肚子、便秘或者解除痉挛的药物虽然可以暂时缓解突发症状，但治标不能治本。作为进一步治疗，患者可以尝试忌口不耐受的食物，或者重建肠道菌群。如果还是没有任何好转的迹象，那我只能掏出最后的大招了——修复神经屏障。

可惜到目前为止，被证实有效的修复神经屏障疗法真是少之又少，而催眠疗法正是其中的一种。真正好的心理疗法就相当于给神经做了一次复健体操，它可以让神经放松，然后再教会神经怎样在正常状态下工作。当然，脑神经可比肌肉要复杂得多，所以给脑神经的复健练习可不能像肌肉的复健练习那样那么循规蹈矩。作为教练，催眠师的常用道具是神游或者联想力，而通过这些催眠练习，疼痛信号应该可以减缓，对某些特定刺激的感知方式也可以得到调整。

肌肉训练时练习得多的部位就会变强壮，神经也是一样，频繁使用一个神经的话，它就容易被强化。做这些训练的时候，记得一定要找个专业可靠的催眠师。电视剧里演的那些催眠术都是骗人的把戏，与电视剧里的相反，做真正的催眠练习时患者必须神志清醒，因为所有的练习都要依靠患者自己掌控。在这里我要推荐一下海德堡的米尔顿·艾瑞克森（Milton Erickson）学院，那里培养出来的专业催眠师都很值得信赖。

实践证明，催眠疗法对肠易激综合征患者非常有效。接受治疗以后，很多患者都明显减少了用药剂量，有的甚至可以完全停止服药。尤其是对小朋友而言，一般性的药物治疗只能将疼痛感平均降低至40%，而催眠疗法则可以降低到10%，且后者的效果远胜于前者。跟萨尔布吕肯（Saarbrücken）高校的综合诊所一样，现在有的医院已经可以向患者提供一些特别针对肠胃问题的综合治疗方案，萨尔布吕肯医学院附属医院就是其中之一。

如果患者除了患有肠道疾病，还有严重的焦虑和抑郁症状，医生通常会建议服用抗抑郁药，但很少会解释为什么这个药管用。原因很简单，医生自己也不知道，这个药物的原理还没研究出来呢。其实是科学家先发现了这类药物可以让心情变好，然后才着手研究这后面隐藏的药理，时至今日，科学家也没能找到清晰合理的解释。几十年来，科学家的猜测都集中在血清素上，它被称为"幸福荷尔蒙"，科学家猜测吃了抗抑郁药可以增加体内的血清素。但是，最近科学家在抑郁症的研究中又有了一些新的发现：在服用了抗抑郁类药物后，神经变得更具可塑性。

所谓的可塑性就是指神经自我改变的能力。青春期的时候，大脑之所以会觉得如此迷茫，是因为这时候神经的可塑性实在是太强了——凡事无定数，一切皆有可能，周围到处都是闪闪发光的诱惑。青春期差不多到25岁才彻底结束，从这时起神经会稳定下来，开始根据之前学习到的经验模式工作。那些实践证明可行的事，神经会继续这么做，而那些令人不快的经验教训，神经就会注意绕道避行。所以，青春期那些无缘无故的愤怒和大笑都会一去不复返，随之一起消失的还有墙上各种偶像的海报。

虽然神经的可塑性不再那么强，但是大多数情况下这也是件好事，稳定的神经让情绪和思想也开始稳定下来。当然也有少数例外，比如神经固定在了消极的思维定式上："我根本就是一无是处。""我真是一败涂地，永远都不会成功。"……与之类似的是，焦虑紧张的肠子也可以把这种信号根深蒂固地留在头脑里。抗抑郁药可以提高神经的可塑性，这样就有机会改变这些消极的思维定式，要是能同时进行心理疗法辅助治疗，就会降低"溜溜球"（病情反复）的风险，疗效会更为明显。

市面上常见的抗抑郁药物，比如百忧解（一种治疗精神抑郁的药物），都有一定的副作用，而恰恰是这些副作用透露给了我们另一些有关血清素（"幸福荷尔蒙"）的重要信息。服过这种药的1/4 的人都领教过这些药物的副作用：恶心、腹泻，长期服药还会引起便秘。这些副作用背后的根本原因在于，肠脑的神经受体和大脑完全"雷同"，所以抗抑郁药总是自动地同时作用于肠脑和大脑。美国科学家迈克尔·格尔森（Michael Gershon）把这个想法又推向了一个新的高度，他自问道：是不是这些抗抑郁药物可以作用在肠脑上但不一定能抵达每个人的大脑？而那些药效没法抵达大脑的人会不会深受其害？

这个想法是有一定的理论依据的，因为人体内自身的血清素中有 95% 最终是由肠道细胞生成的。血清素可以帮助神经增加肌肉收缩，同时它也是神经间传递信息最重要的一种介质。如果肠道里血清素的作用被改变了，大脑可能就会从肠道中接收到全然不同的信息。所以，尽管有的人在生活中一切正常，但还是会突然陷入严重的抑郁情绪，也许这个时候应该是他们的肠子去看心理医生，而不是脑袋。

如果你备受恐惧或者抑郁折磨，别忘了检查一下，这个感觉是不是你的肚子给你的，尤其是当你压力过大或者可能对某种食物不耐受的情况下。并不是每件事的原因或者责任都在于大脑或者生活中遭遇的种种，就像我之前说过的："人"代表的含义可不只有大脑。

"自我"意识的来源：大脑和肠子都有话语权

闷闷不乐或是兴高采烈，惴惴不安或者是安然自得，所有这些感觉都不只是单纯地在脑子里发生的。人是有手有脚、有生殖器官、有心和肺、有肠子有胃的动物。过分地强调大脑的重要性让我们经常忘了，所谓"人"可不只有大脑。肠道研究近来的频繁突破让科学家们开始重新思考一个问题，真的只是"我思，故我在"吗？

之前说过，肠子的信息能传递到大脑不同的区域，其中最有意思的区域之一就是岛叶。本时代最具天才的科学家之一巴德·克雷格（Bud Craig）就花费了超过20年时间来专门研究岛叶。这么长的时间里他只干了一件事，就是用常人难以想象的耐心给各条神经染色，然后追踪它们在大脑中游走的行迹。终于有一天，他迈出了实验室，用一小时的时间介绍了他的假说：岛叶就是我们产生"自我"意识的地方。

他的论述分为三大部分，我现在一个一个来讲。

第一部分：岛叶能从全身获得各种感觉信息，其中每个信息如同一个像素，岛叶负责把这些零散的像素拼成一幅完整的图像——感觉的地图。比如，当你坐在一把椅子上的时候，感觉到与椅子接触的那部分屁股被压扁了，还感觉到又冷又饿。所有这些感觉在岛叶里拼凑出了一个画面：一个饥寒交迫的自己坐在一把硬邦邦的椅子上。这个画面虽然不算很美妙，但也还不算太糟。

第二部分：根据丹尼尔·沃伯特的说法，我们大脑的任务就是行动，无论是像海鞘那样找一个适合定居的岩石，还是像人类这样寻找更美好的生活。每一个行动的背后总是有目的的，岛叶绘出的感觉地图可以帮助大脑有计划地安排行动。岛叶描述的"我"正挨饿又受冻地坐在那里，大脑的其他区域就会相应地被激活——是时候去做点儿什么了。于是"我"还是坐在那里，但开始瑟瑟发抖，或者索性站起来，到冰箱里去找吃的。行动的最高目标就是把我们带回一个健康的平衡状态，比如从寒冷到温暖，从难过到开心，从疲劳到活力再现。

第三部分：大脑也只是身体众多器官之一。当岛叶给身体勾画图像的时候，大脑当然也会被包括进去。尤其是大脑几个区域在完成这幅感觉地图的时候值得特别关注，比如负责社会性情感、道德伦理和逻辑的区域。负责社会性情感的脑区讨厌看到自己与伴侣发生争吵，负责逻辑的区域则会对一个怎么也解不开的谜语产生持续的激活反应。岛叶为了勾画出一个更有实用价值的"自我"状态图，很可能也借鉴了对周围环境的认知和以往的经验教训。于是，冷就不再是单纯的冷了，而是一个代入特定环境、有前因后果的感知："奇怪，房间里暖气明明开着，我怎么还是觉得冷呢？是不是发烧了？"或者是"好吧，温度突然一下降了那么多，我还是加件衣服吧。"同样是觉得冷，但是人类能对这个感觉做出的复杂反应是其他动物无法企及的。

岛叶采集到的信息量越大，我们就越能做出明智的举动。可是，岛叶是怎么分辨信息来源的可靠性和重要性的呢？也许它已经对各个器官论资排辈了一下，谁提供的信息对健康平衡最重要，谁的话语权肯定就越大。考虑到综合能力，大脑和肠子在这个话语权排行榜上即使不是独占鳌头，也肯定是名列前茅的。

岛叶先勾画出一个身体感觉的全貌图，大脑再把它加以润色丰富。根据巴德·克雷格的理论，大约每40秒钟就会诞生一幅这样复杂的图片，这些图片连在一起就是一部电影———一部关于"我"的电影，一部关于生活的电影。

在这部电影里，大脑的贡献当然占很大比例，但并非全部。也许，笛卡儿（Rene Descartes）的名言应该修改一下才更准确："我感觉，然后我思，故我在。"

PART 3

喧闹的微生物世界

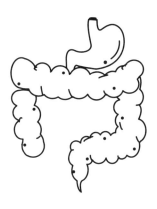

从外太空看地球，是看不见地球上的人类的，连地球都只是浩瀚宇宙里的一个小点，在黑色的幕布上和其他繁星一样一闪一闪的。拉到足够近的距离，终于看见人类文明的踪影，这个踪影布满了地球各处：夜幕下的城市一点一点闪着光亮，连成一小片亮光的是城市，其他星星点点的是村庄。有的人生活在北方寒冷的地区，有的人生活在雨林或者沙漠的边缘。人类在地球上到处存在，即使你从太空看不到我们。

　　走近一点看人类，每一个人都自成一个世界。前额是一小块敞亮的草地，关节是干燥的荒漠，眼睛是咸咸的海洋，而肠道是繁盛、茂密、巨大的原始森林，里面住着千奇百怪的生物。正如我们人类寄生在地球上一样，我们的身体里也住了很多寄居者——细菌。如果距离拉得够近，便可以看见它们的身影，显微镜下，它们看起来就像是黑色布景上闪亮的点。

　　几百年来，我们一直都忙于研究自己身处的这个大世界，忙着研究宇宙、研究动物、研究植物、研究生命的哲学。我们可以制造巨大的机器，可以飞上月球，可是我们自身这个世界和它的居民还是一个未开发的世界，等待着我们去认知。肠道应该是这个未知世界里最有吸引力的新大陆，这里聚集着这个世界里最多的物种。对于肠道的研究现在才真正开始，就像基因学研究一样，这个学科充满着未知，却也承载了希望和惊喜。它有可能只是个潘多拉的盒子，却也有可能是通往更大世界的通道，一切都让人拭目以待。

自 2007 年起，我们才开始给人体世界的居民们勾画族群分布图。为了勾画出尽量详细准确的地图，很多人都贡献了自己的样本——用棉花棒在身上所有能想到的部位提取了微生物：口腔里三个不同位置、腋窝下、脑门上……都被检测了个遍，连私密处的分泌物都没有被放过。族群分布图一出来就让大家惊诧无比：长期以来一直以为是无菌的地方，原来也住满了"原住民"，比如肺部。如果以细菌种类和数量来判断，肠道绝对能压倒性地胜出，因为我们浑身上下 99% 的微生物种类都可以在肠道里找到。这并不是说除了肠子，身上其他部分都没有或者只有少量的微生物，而是说肠子里的居民真的太多了……

一个人就是一个生态系统

　　我们所认识的细菌都是由单细胞组成的小小生命体。它们有的生活在冰岛沸腾的温泉水中，有的生活在凉凉的狗鼻子上；有些就像我们人类一样依靠氧气汲取能量，有些却一遇氧气就无法存活，因为它们的能量来源是某种酸或金属元素，我就不跟你们说这些细菌闻起来是什么味儿了，总之一言难尽。说到气味，人身上能闻到的各种气味其实都是细菌一手创造的，不管是爱人皮肤上淡淡的自然香味，还是邻居身上能把人熏得八丈远的狐臭，"罪魁祸首"都是活跃在我们身上的微生物。

　　我们喜欢看冲浪运动，但打喷嚏的时候从来都不会想到，在刚刚打喷嚏的瞬间，鼻腔的菌群是怎样来了个激情冲浪的；运动时我们会出很多汗，但没有人会想到，运动鞋里的细菌对从脚丫子袭来的阵阵热浪有多么尽情享受；我们偷偷摸摸地吃了一小块蛋糕，心想没人看见，殊不知肚子里的细菌已经在眼巴巴地望着、齐声呼唤着："蛋糕、蛋糕、蛋糕……"不管你在做什么，这些看不见的寄居客成天都忙忙碌碌，人体这个世界也成天熙熙攘攘。

　　慢慢地，我们开始意识到，人体世界的细菌大多数都是无害的，不但无害，而且是有益的。也许你已经知道了，肠道里微生物的总重量能达到 2 千克，差不多有 1000 万亿个细菌；1 克粪便里所含的细菌数量比地球上的总人口数量还要多。也许你也知道了，这些微生物能帮助我们分解消化不掉的食物，为肠道供给能量，制造维生素，降解毒素或者药物，操练免疫系统等。不同类型的细菌就像不同的厂商，负责生产不同类型的产品——酸、气体和油脂。也许你还知道了，肠道菌群状况与我们是什么血型有关，有哪些讨厌的细菌会让我们拉肚子。

但你是否真的知道，所有这一切到底对每个人意味着什么？如果你吃了会导致拉肚子的细菌，估计你很快就能意识到。但你也能意识到你身体里数以百万、亿、十亿计的寄居客每天辛劳工作的成果吗？你到底被谁寄居了呢？不同的寄居客组成对你又会有什么不同的影响呢？有超重、营养不良、神经疾病、抑郁或者慢性肠道疾病的患者，他们的肠道菌群比例一定发生了变化。换句话说，如果肚子里的微生物过得不好，那很可能你也会过得不好。

有些人神经很强大，也许是因为他体内负责生产 B 族维生素的细菌特别多，有些人误吃了发霉的面包居然也没事，有些人吃什么都长肉。近年来，科学家开始把人体作为一个生态系统来研究。可惜这方面的研究才刚刚起步，根本还是小学生水平，而且还是那种一笑嘴里少颗门牙的低年级小学生。

过去因为人们对细菌知道得不多，就把它归在了植物类，所以英文里的"肠道菌群"这个词直接翻译过来就是"肠道植物群"（gut flora）。"植物群"这个名称现在在科学上看来当然是不准确的，正确叫法应该是"微生物群"（microbiota，拉丁语里指幼小的

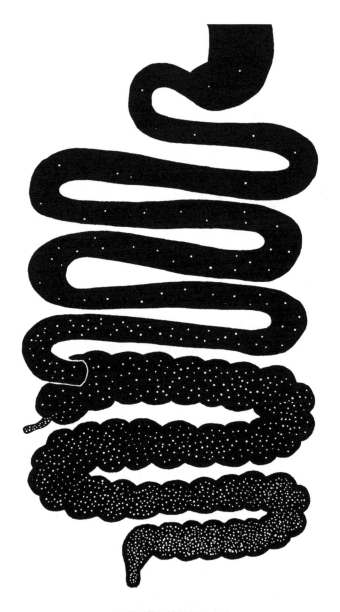

不同肠道区域的细菌密度

生命）。"植物群"虽然不准确，但它倒是很形象地描绘出了细菌的一些特质。因为和植物相似，细菌也可以按照它们的生长地点、养料或者毒性来区分属性。

从总体上来说，消化系统越往上（进口）细菌数量越少，越往下（出口）细菌数量就越多，到了大肠的直肠就已经多到数不清了。细菌对自己的住所各有偏好：有的喜欢住在小肠里，有的就只愿意待在大肠里，有的是盲肠的铁粉，有的就乖乖待在肠黏膜上，还有一些不老实的，总爱凑在肠细胞附近。

想要把这些肠道居民给认全了还真不太容易，首先要想把它们从住地里给请出来就很困难。本来想把肠道细菌放进实验室的培养皿中繁殖观察，结果人家根本不喜欢你给安排的新家，就是不在里面安居乐业、传宗接代。像皮肤细菌就没心没肺多了，往培养皿里一放就吃喝拉撒睡照旧，呼哧呼哧地给你生一堆。这么一比，就能看出肠道细菌实在是太难伺候了。我们的肠子平时把它们娇惯坏了，里面不仅一年四季暖湿宜人，还帮它们遮挡氧气，给它们按点喂食。一半以上的肠道细菌一旦换个环境就无法成活，肠子就是它们全部的世界。

以前还有很多科学家认为，所有人肠道里的细菌或多或少都是一样的，比如把粪便放进培养皿里，所有人的粪便里都能找到大肠杆菌，肠道细菌的研究也就仅限于此。今天，我们可以借助新型的仪器把粪便样本一直扫描到分子层面，通过这样的方式，我们找到了数亿肠道细菌的基因残留。如今我们知道，大肠杆菌在肠子里连百分之一的量都不到，而肠子里还生活着上千种其他不同类别的细菌。而且肠子里不仅有细菌，还有一些其他少数民族住户，比如病毒、酵母、真菌和其他多种多样的单细胞生物。

作为身体的国防部部长和最高审判长，免疫系统的首要目的就是保护我们的身体。有时候只不过是小小的花粉误入了鼻子，它都会无法忍受立刻反攻，你要是花粉过敏的话，一定对它的雷霆手段深有体会：通红的眼睛，止不住的鼻涕……可如此严格的免疫系统，怎么会容忍得下这么多杂七杂八的细菌、真菌、酵母在它的管辖范围内吃喝拉撒、生老病死呢？

免疫系统和肠道细菌的爱恨纠葛

　　我们有可能"死"了好几次——可能是得了癌症,可能是细胞老化,可能是成了细菌的下酒菜,也可能是被病毒侵蚀了。但每次我们又都被救活了!生长畸形的细胞会被扼杀在萌芽里,真菌孢子(真菌的主要繁殖器官)会被消灭,细菌会被扫荡,病毒会被斩除。这项救命服务是由免疫系统带领的团队提供的。术业有专攻,在这支团队里众多的细胞中,有辨认专家,有专业杀手,有"帽子"制造商("被戴'帽子'的沙门氏菌"一篇),还有谈判专家,它们通力合作,所向披靡。

　　身体里绝大部分的免疫系统都在肠道里(大约占了80%),理由很简单,细菌界的妖魔鬼怪、大小明星都在这里聚集,免疫系统自然是要来这里会会它们的。细菌们的大本营都隐藏得极好——在肠黏膜里,背后深处是肠壁细胞。这个位置对免疫系统也很理想,既有足够的空间让它施展拳脚,又足够远,不会伤害肠壁细胞。免疫系统团队就是在这里和每一个新来的细菌不打不相识的。

　　免疫细胞和细菌们在肠道里混熟了以后,日后若是在肠道外再相见，大家也好迅速各就各位。但这个相熟的过程真的很复杂，需要免疫系统花十二万分的心思，因为它必须时刻抑制自己防御的冲动，允许大多数细菌继续存活，但同时它又必须把危险分子从那么一大堆细菌里挑出来。如果非要和每一个肠道细菌打个招呼，说声"你好"的话，差不多要花三百万年的时间，而免疫系统每天对每一位可不仅仅是说声"嗨"，它还要再补充上两句"你不错"或者"你还是死了让我更放心"。

此外，它还要能分辨出什么是细菌细胞，什么是人体细胞，不能误伤了自己人。这乍一听会觉得没什么了不起，这不是理所当然的嘛，但是事情不是那么简单的。有些细菌表面的细胞结构和我们某些身体细胞的结构类似，比如引发猩红热的病菌就是这么奸诈。对付这种细菌一定要尽快用抗生素扫除，不然会混淆免疫系统的认知。比如，它会误认为膝盖里藏有会导致喉咙痛的病菌，然后开始攻击我们的关节。当然这种失误发生的概率很小，但还是会有发生的可能。

类似的情况也出现在了那些年轻的糖尿病患者身上，科学家观察到，他们的免疫系统摧毁了制造胰岛素的自身细胞。这可能是由于免疫系统和肠道菌群沟通有误造成的，要不就是因为免疫细胞培训得不够好，或者它根本就错误判断了。

为了避免各种沟通有误或者误判的状况，身体本来是有一套非常严密的管理体系的。在所有的免疫细胞被放入血液执行任务之前，它们都要先从细胞史上最严格困难的训练营毕业才行，在训练营里，它们要认识并记住每一个自己人——人体自己的细胞结构。在训练营里，如果一个免疫细胞认不出它面前的是自己人还是外人，不管它是完全没反应还是先试探性地戳戳对方看看情况，这都是绝对致命的错误，因为这就意味着它考核失败，永远也不可能毕业去血液里工作了。

那些会攻击自己人的免疫细胞，在训练营里就会被淘汰掉。训练的时候，它们会学到，要么化敌为友，包容外来客；要么准备好战斗，消灭敌人。这个非黑即白的训练准则在大多数情况下都很有效，很少出现灰色地带。

灰色地带虽然少，但还是有的，而且一旦出现就很棘手。比如，一个外来者看上去有些像细菌，但其实它又不是细菌，那怎么办？比如，红细胞表面的蛋白质和细菌很像，要不是免疫细胞在训练营早就认识了红细胞，血液也要被它们攻击了。如果你的红细胞表面的蛋白质是 A 型的，你就是 A 型血，那么你的免疫系统只要是 A 型血就可以兼容，来自其他人的 A 型血也可以，比如发生摩托车事故或者分娩大出血的情况下，输血不可避免。

但输血绝对不能输不同血型的血，因为免疫系统不兼容。免疫细胞之前在训练营里没学过其他类型的红细胞，理所当然地就把它们和以前见过的细菌联想成了一类，然后立刻进入战斗模式。如果不是免疫细胞之前在肠道里被肠道细菌训练过，它们自然也就不会把红细胞表面和细菌类似的蛋白质看成战斗的信号，那我们输血时也就不会非同类型的血不可输了，那么也就没有"血型"这一说了。

血型的形成只是众多由细菌引发的免疫现象中的一种，也许还有更多，只是我们现在还没有能力发现而已。每种细菌对免疫系统的作用各有不同。我们现在已经知道有几种细菌，它们能让免疫系统更温和、更包容一些。举例来说，它们有的可以让免疫系统多生产出一些友好的免疫细胞，有的则可以像可的松或者其

红细胞   抗体   血型

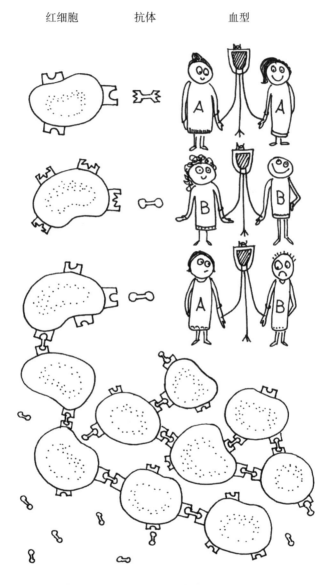

　　如果抗体和红细胞能结合，就会发生凝血。B 型血的人的抗体可以和 A 型血红细胞结合，所以给 B 型血的人输入 A 型血就会发生凝血。

他消炎药那样作用于细胞。有这些细菌的地方四下一片和睦，免疫系统也就变得没那么好斗了。这估计也是这些细菌曲线救国的一着好棋，免疫系统兼容性强了，它们也自然不用再担心哪天免疫系统会来找它们的麻烦了。

关于幼小的脊椎动物（包括人类），在它们的小肠里却发现了喜欢挑唆免疫系统的细菌，这立刻引来了"诸子百家"的各种猜测及各种推论。比如，推论一：这些"挑唆犯"真实的目的是降低小肠内部细菌的密度。小肠的警报级别一提高，能容得下的细菌也就少一些，这样它才好图个清净，全力以赴地进行消化工作。推论二：这些"挑唆犯"不喜欢乖乖依附在肠黏膜，而是长年占据着小肠绒毛。这让人不禁想起，不少病原体，像是大肠杆菌里的危险分子，也有相似的居住喜好。如果它们到了小肠，发现能住的地方早就被"挑唆犯"们占得满满的，那它们只能离开。当然，它们离开的时候如果有满腔怨气，也就只能发泄在你头上了。

这个效应叫作"殖民保护"。大部分的肠道细菌都是这样来保护我们的，它们把位置占了，坏人来的时候就没位子了。可惜小肠里的"挑唆犯"属于见光死型，到现在我们也无法在实验室里养殖它、好好研究它。那是不是至少可以确定，它不会给人体带来伤害呢？答案是未必。也许物极必反，有些人可能正是因为它们对免疫系统过度刺激反而受到了伤害。这里还有很多的问题有待回答。

在纽约实验室的无菌小白鼠身上，我们找到了第一部分的答案。它们真的是世界上最干净的生物了，在无菌环境下剖宫产出生，生活在彻底消毒过的笼子里，吃的是蒸汽消毒过的食物。与这些小白鼠打交道的人也必须绝对注意，因为即使是空气，如果未经过滤，里面也带着细菌。如此干净的动物只可能会出现在实验室里，自然界是不会有的。感谢这些小白鼠，研究人员才有机会知道，当一个免疫系统处于完全无事可做时是个什么样的状态？肠道中没有菌群会怎样？从未受过训练的免疫系统面对病原体时会有什么样的反应？有哪些变化是用肉眼就能分辨出来的？

每一个和无菌小白鼠打过交道的人对它们的评价都是"诡异"二字。这些小白鼠过于好动，完全不像普通的老鼠那样行事谨慎小心，吃得比普通小白鼠多，消化也要比普通小白鼠慢。它们的盲肠奇大无比，萎缩的肠子里面也没有绒毛，肠子里面的血管和免疫细胞也要少很多。最普通的病原体就能轻易地打倒它们。

给它们注入了其他老鼠的肠道菌群后，令人惊奇的事情发生了。如果给它们注入的是患有 2 型糖尿病小白鼠的肠菌，很快它们就无法正常代谢糖类。如果喂给它们的是肥胖老鼠的肠菌，很快它也会开始肥胖。除此之外，研究人员还给无菌小白鼠注射了单一种类的肠菌，以便观察每种细菌在肠道里的作用和角色。有些肠菌可以顺利帮助小白鼠结束无菌时代的诡异行为，免疫系统被启动激活了，盲肠收缩回了正常大小，小白鼠也开始正常进食。有些肠菌被注入之后什么作用也不起，小白鼠该怎样还怎样。还有些肠菌，只有和别的种类的肠菌共同合作时才能发挥效用。

感谢这些无菌小白鼠，肠道菌群的研究才得以向前迈进了一大步。我们现在甚至可以断言，就像我们生活着的大世界时时刻刻都在影响着我们一样，我们体内的小世界也在同样深刻地影响着我们。更让人兴奋的是，每个人与每个人的小世界都不尽相同。

肠道菌群进化论

　　我们还在妈妈的子宫里的时候，除了和妈妈的互动，9个月以来我们都处于与世隔绝的状态。我们摄取的是妈妈已经消化过了的食物，我们呼吸的氧气妈妈也提前过滤过了。妈妈通过血液把这些食物和氧气传送给我们，而她的血液已经经过了免疫系统的杀菌消毒。我们被羊膜包裹着，外面又套着肌肉发达的子宫，子宫颈又被牢牢密封着。我们就像在一个被层层包裹的保险箱里，这里没有寄生虫，没有病毒，没有细菌，没有真菌，更不要说会有第二个人能碰到我们。我们比消毒过的手术台还要干净。

　　这辈子我们再也不会像在子宫里的时候那样被保护着，但也是那样的孤独。一旦出生来到这个世界，我们便会立刻融入熙熙攘攘的众生中去。在这个世界上，每一个大一点儿的生物都会有至少一种小生物去陪伴它、帮助它，作为回报，这个小生物可以寄居在它身上。一旦我们出生来到这个世界，也会自动遵守这个规律，因为我们的身体结构就是这样设计好了的。我们的细胞表面很适合细菌依附，它们就这样依附着我们，千百年来和我们一起共同进化。

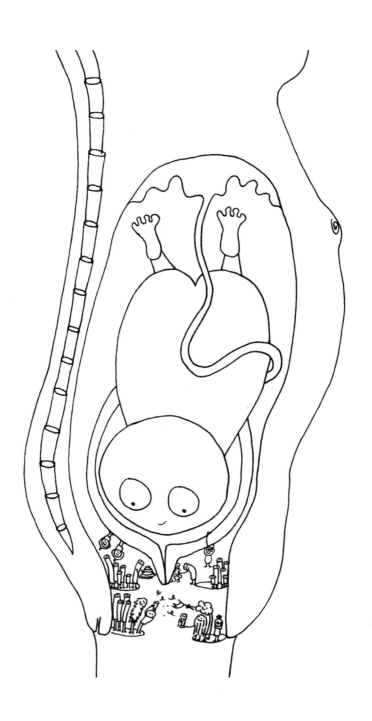

一旦保护膜不再密封，哪怕只开了个小口，细菌就会立刻浩浩荡荡地迁居过来了。我们刚才还是 100% 由人类细胞组成的，一瞬间就会被数不清的微生物占领，以致最后我们浑身上下所有的细胞里，只有 10% 是人类细胞，而剩下的 90% 都是其他各种微生物的细胞。因为人类的细胞比这些小寄居客的细胞要大太多了，所以我们根本感觉不到自己已经完全被占领了。在我们第一次看到妈妈温柔的眼神之前，妈妈子宫里的细菌们已经过来和我们一一打过招呼了。首先打招呼的是阴道里的保护菌，它们是这块圣地的守卫者，它们通过制造酸性物质将其他细菌全部驱赶干净，以确保通向子宫的圣路每向前走一步都更洁净。

　　连鼻孔里的菌群都有差不多 900 种，产道里的却寥寥无几。这里的菌群都经过了严格的筛选，只有那些有益的细菌才能留下来，围成一个细菌守护圈保护着小宝贝。这些细菌卫士里有一半以上都是同一个品种——乳杆菌。它们喜好生产乳酸，想要通过这关的自然必须要抵挡得住酸性环境。

　　好了，手术室里接生的准备一切就绪，就等着小婴儿的到来。小婴儿在隆重登场前还要做最后一个决定，就是头到底要朝着什么方向，其实也只有两个选择啦——朝自己的屁股看或者不朝屁股看。之后就是和妈妈长时间亲密的皮肤接触，然后降到了一个戴橡胶手套的手上，最后被一块布随便包裹了起来。

　　就在上述登场的过程中，细菌的一代移民已经成功迁居到我们体表和体内，首先这里面最主要的是妈妈阴道和肠子里的菌群，其次就是些皮肤菌群，最后就是混迹在医院里的各种微生物。这个搭配其实还不错，乳杆菌用乳酸来保护我们免受坏人的入侵，其他微生物就正好用来训练一下免疫系统，或者帮助我们分解母乳里消化不了的东西。

这些细菌中的很大一部分只需要用 20 多分钟的时间就可以完成我们人类花 20 多年都不一定能完成的事情——制造下一代。当第一代移民欣慰地看见曾曾曾曾孙从它眼前游过时，我们才在妈妈的怀抱里躺了不到 2 个小时。

尽管细菌数量以这种疾速的方式增长着，但要使得肠道里面的菌群列国志最终成形，差不多还要 3 年的时间。在此之前，我们的肚子里的菌群一直都是混战的状态，群雄争霸，权力更迭。有的细菌进来后迅速扩张蔓延，但又迅速消失得无影无踪，而有些来了以后会陪伴我们终生。至于谁会进到肚子里来，有相当一部分是取决于我们自己的：亲亲妈妈，咬咬椅子腿，用脸擦干净整个汽车玻璃窗，给邻居家的狗一个湿漉漉的热吻……我们天真烂漫到处玩耍时，各种细菌大摇大摆地进入我们的体内，很快就建造好了它们的帝国。至于这个帝国能存在多久，那就各由天命了；至于这个帝国留下的影响是好是坏，那也是听天由命了。我们用嘴开启了它们的命运，用屎记录了它们的辉煌和血泪。但其实这个命运不仅是它们的，也同样影响着我们。这是一场和很多陌生人的游戏。

在列强争霸、慢慢形成终极帝国版图的过程中，我们还需要各种外力相助，妈妈是其中最大的后援团。不管我们在车窗玻璃上舔了多少次，只要经常与妈妈亲密接触，就可以被妈妈身上的菌群保护起来。此外，妈妈通过母乳也可以把某些特定的肠道菌群传给我们，双歧杆菌就是一个很好的例子。双歧杆菌早早地就定居在我们身体里，并在免疫系统或者代谢系统形成的过程中助我们一臂之力。如果小宝宝在出生后的几年里缺乏双歧杆菌的话，他长大以后变胖子的概率会比其他人要高很多。

在这么多各式各样的细菌里，有好的，也有没那么好的。母乳喂养可以均衡改善小婴儿的肠道菌群，比如母乳喂养的小朋友日后对谷蛋白过敏的风险会低很多。第一批进驻的肠道菌群会为后来的菌群做好入驻的准备，它们会清除肠道里的氧气，只有在无氧的情况下，肠道的标准居民才能安心入住。

母乳喂养的好处真的很多，如果妈妈奶水充足的话，那在宝宝的营养均衡这件事上你基本上可以高枕无忧了。母乳就是宝宝饮食的天然圣品，再完美不过了。母乳可以轻松满足小婴儿所有的营养需求，不仅如此，它还可以把妈妈的免疫系统传代一点儿给小宝宝，而这些抗体可以帮助捕获小宝宝体内的有害细菌（比如亲邻居家小狗时吞下去的）。

断奶后小宝宝的饮食结构突然完全改变，这就引爆了菌群世界的第一次大革命。幸亏大自然想得周到，第一批细菌居民除了喜欢母乳，还是能处理些简单的碳水化合物的，所以小宝宝不喝母乳改吃米糊了，它们也还是能应付得过来。但如果马上给小宝宝吃的是一盆豌豆糊，情况就没那么简单了。这种复杂的蔬菜单靠小宝宝自己的菌群是搞不定的，必须有新的菌群迁居进来帮忙才行，而这些细菌会根据小宝宝的饮食需求配置出相应的技能。非洲小朋友体内的菌群就自备了专门分解粗纤维植物的类别，而欧洲小朋友体内的这类菌群就没有这么能干，当然这也是事出有因的，他们吃的都是已经打得很烂了的糊糊外加一些肉糜，花拳绣腿足矣。

细菌们不但可以根据不同的需要自己制造些装备，它们还会向外界借一些装备。比如，日本人的肠道细菌就跟它们住在海里的细菌兄弟们借了一个基因，专门为了吃寿司时好分解海苔用。所以，我们肠道里究竟都住了何方神圣，配了什么宝物，往往取决于我们的饮食习惯和需求。

一个纯种欧洲人，享受完寿司自助餐，回家会便秘。这种事一点儿也不奇怪，因为他肚子里没有"海苔消化菌"。而且看家的肠道细菌是代代相传下来的，不管你追溯到他家第几代祖宗，肚子里都不会找出一个海苔消化菌来。"要是能跟日本人借用点儿这种细菌多好啊！""或者我多吃点儿寿司，以后我生了小孩，小孩子是不是就有这个菌了？"想法是好的，现实是残酷的，因为这决定权不完全在你手里，细菌也要挑它喜欢的地方才肯待下来。

如果一个微生物在我们的肠道里住得如鱼得水，说明一是它喜欢肠道细胞的建筑结构，二是它喜欢肠道里的气候条件，三是它喜欢每天送来的食物。这三点人与人之间都大不相同，就连双胞胎也不例外。基因虽然是建造我们身体时的首席设计师，但是却没办法最终决定我们身体里的各式寄居者。比如，单卵双胞胎虽然拥有相同的基因，但是他们体内菌群成分并没有比普通兄弟姐妹更加相似。不仅仅是基因，生活方式、遇见的人、生过的病或者业余爱好等都共同决定了我们肚子里的小世界。

小宝宝长到3岁的时候，肠道菌群差不多开始定型了。这时候我们能往嘴里塞的差不多也都塞进过嘴里了，肚子里的细菌也由刚开始的几百种慢慢累积到了数不清的程度。从一开始就留守肠道的都是我们正好需要的细菌，刚好它们也喜欢我们肚子里的居住环境。

最初的肠道居民可以为整个身体未来的健康状况打下重要的基石，这在科学界已经是公认的事实了。各项研究都表明，小宝宝出生后的几周内获得的菌群对免疫系统有十分重要的影响。小宝宝仅仅出生 3 周，就可以根据他肠道菌群的代谢产物来判断以后他患过敏、哮喘或者神经性皮炎的可能性有多高。这些有害的细菌到底是怎样在这么短的时间里找上门来的？

在西方工业国家，差不多 1/3 的孩子是通过剖宫产"优雅"地来到这个世界上的。孩子不用在产道里挤来挤去，也不用担心那些讨厌的副作用，比如会阴撕裂或者胎盘脱落，剖宫产根本就是一个完美的生产方案嘛。然而，剖宫产儿童感染医院细菌的风险更高，他们一生中更容易患过敏症。早期的初步研究表明，他们的肠道菌群发生了明显变化，人们很快怀疑这可能是导致一切不良情况的潜在原因。幸运的是，由于更精确的检查技术，我们现在知道：剖宫产出生的孩子可以通过其他途径接触到母亲的有益菌群。仅仅几天后，他们就积累了与顺产出生的婴儿相似的母体原始菌群。

关于这个问题，可能要找出有害肠道菌群的其他原因，除了剖宫产，其他情况比如营养不良、滥用抗生素、太过干净或者太脏也都会造成早期肠道菌群发育出师不利。虽然我们体内的小世界非常重要，但你也不用太紧张，我们这么大的个子，怎么可能一天到晚围着这些小东西团团转，所以没法面面俱到是正常的。

成年人体内的肠道居民

我们到了 3 岁的时候，体内的微生物就成年了。成年的意思是指工作方式和喜好都进入了正常轨道。从现在开始，它们中的很多将陪伴我们开始一场一辈子的征途，征途去向何方取决于我们吃了什么、是否焦虑、生了什么病，是进入青春期还是慢慢老去。

你有没有把自己的晚饭发到朋友圈里，结果点赞的人寥寥无几的经历？这说明你发错对象啦。如果微生物也有自己的朋友圈，你的照片差不多要引起轰动了吧！每天都有新鲜不同的人物出场：有时是芝士面包里的明星牛奶消化菌，有时是提拉米苏里笑里藏刀的肠炎杆菌。在我们改变肠道菌群的时候，它们也在改变我们。我们是它们的天气、它们的四季，而它们或投桃报李，或过河拆桥。

肠道菌群对人类（尤其是成年人）的影响到底有多大，科学家目前知道的也并不是很多，但是肠道菌群对蜜蜂的影响，科学家就了解得要多多了。事实上，蜜蜂的进化史里处处都是肠道菌群立下的汗马功劳。蜜蜂是从某种肉食黄蜂进化而来的，之所以这个进化能够发生，是因为它们体内迁入了一种新的肠菌，可以帮助它们从植物花粉中吸取能量，就这样这些肉食动物进化成了素食者。不仅如此，优质的肠菌也可以帮它们渡过食物匮乏的难关，蜜蜂应急的时候也可以消化掉以前完全没吃过的花蜜品种，如果它的体内只有单一的肠菌，它是没法应付这种状况的。在危急时刻，是不是拥有一支强大的肠菌军团，结果就立见高下了，比如有优质肠菌的蜜蜂，即使肚子里面还有一些寄生虫给它捣乱，它也还是要比其他蜜蜂更强一些。对蜜蜂来说，肠道菌群就是它安身立命的根本。

可惜针对蜜蜂的这些研究结果不能直接套用到人类身上，因为我们可是会玩朋友圈的大型脊椎动物。人类的肠道菌群几乎就是一个完全未被开发的新世界，科学家们还得从头开始一点儿一点儿地探索，去了解这个世界和整个自然界的关联。首先他们需要知道的是，到底是谁住在我们的肚子里，它们又是以怎样的方式住在那里的。

所以，第一个问题就是：它们到底是谁？

生物学里凡事都讲个整理分类。原理就跟你平时整理办公桌抽屉差不多，只不过整理的对象换成了地球。首先，地球上所有的东西都可以放进两个大抽屉里：生物放一个抽屉，非生物放另一个。然后继续分，所有生物又可以分成三类——真核生物、古生菌和细菌。这三种生物在肠子里都可以找到代表，它们各有各的本领，各有各的魅力。

真核生物是由最大、最复杂的细胞组成的。它们可以是多细胞的，也可以长得很大。比如，鲸鱼是真核生物，人类也是，蚂蚁也是。根据现代生物学理论，真核生物又可以分成6大组：变形虫界、古虫界、有孔虫界、囊泡藻界、泛植物界和后鞭毛生物。

要是上面的词你一个也没听说过，没关系，今天我只打算讲讲后鞭毛生物，它是指所有的动物和真菌，也包括人类。下次你要是在马路上碰到一只蚂蚁的话记得打招呼，因为从生物学的角度它可是我们的后鞭毛生物同胞呢。肠道里真核生物最多的代表是酵母，它不但属于真核生物，也属于后鞭毛生物类（除了用来发馒头的酵母，酵母还有很多种类）。

古生菌应该只能算是真核生物和细菌之间的一个过渡。它们的细胞很复杂，但是很小。如果你真把它们当成了没什么大不了的过渡体，那我要告诉你，你错了，它们其实非常厉害！它们是帮真正的亡命之徒，只热爱极端的生活。比如，超嗜热生物要100摄氏度以上才会觉得舒爽，火山边常常有它们的身影；适压菌喜欢压在细胞壁上的高压感觉，海底对它们来说最舒适；嗜酸菌最爱在强酸中游荡；嗜盐菌只愿在高浓度的盐水中待着，死海对它们来说就是天堂。这些极端分子在中规中矩的实验室里都没法养殖，即使那些可以常驻实验室的少数派，比如爱严寒的古生菌，也要为它们准备好零下80摄氏度的冷冻箱好好伺候着。在我们肠道里居住的古生菌常常都是靠消费其他肠菌不要的垃圾来发光发热的。

说了半天，终于要轮到主角——细菌登场了。肠道微生物里面，细菌类占了90%。如果把细菌分类，差不多可以分成二十几个大类，而类别与类别之间的对比有时候就像是把人和草履虫摆在一起比较——根本没有可比性。常驻肠道的细菌差不多有5类：最多的是拟杆菌门（Bacteroidetes）和厚壁菌门（Firmicuten），其次是放线菌门（Actinobakterien）、变形菌门（Proteobacteria）和疣

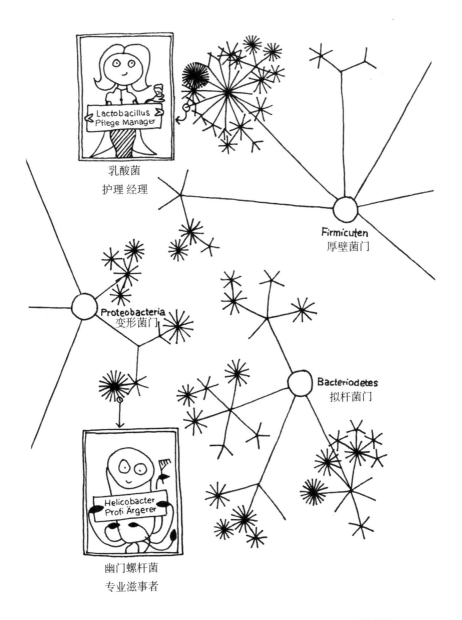

三大重要的菌门以及它们的菌属的素描：例如乳酸菌属于厚壁菌门。

微菌门（Verrucomicrobia）。"门"指的就是这个细菌的大类，大类里面又可以细分再细分，一直细到某个细菌科，我们直接从"科"这个单位开始讲起。同一科的成员相对都比较相似，长得差不多，吃得差不多，交的朋友都差不多，常备技能也差不多。到了科的时候，每个成员都终于有全名了，每一个的名号都很炫酷，比如单形拟杆菌（Bacteroides uniformis）、嗜酸乳杆菌（Lactobacillus acidophilus）、幽门螺杆菌（Helicobacter pylori）。细菌王国真的巨大无比！

要是想在人类的肠道里面找某种单个细菌的话，估计每次都找不到它，但是能发现个什么新品种，要不就是在意想不到的地方找到了它。就像每次想去买什么东西，买回家的却是另外一样，结果不经意在哪个小店里又找到了它。美国几个研究人员在2011年的时候出于好奇研究了一下肚脐里的菌群。在一位被研究对象的肚脐里，他们居然找到了一种只有日本近海才有的细菌，搞笑的是这位被研究对象却从来没去过亚洲。全球一体化的结果不仅是人人都在吃麦当劳，看样子还波及了我们的肚脐。每天有成千上万亿的细菌蹭着免费飞机环游世界。

每个人都拥有完全属于自己的细菌菌群，就跟指纹差不多。比如给走失的小狗做个细菌基因鉴别，基本上应该就能找到它的主人。同样地，检测电脑键盘上的细菌基因，也可以找到电脑的主人，当然电脑是不会自己随便乱跑的。所有我们接触过的东西，都带有我们的"微生物指纹"，每个人都有那么一两个特别的细菌收藏，只有他有而别人没有。

肠道里的菌群就更是如此了。那医生怎么才能知道肠道里面的这些特别收藏到底是好还是坏？好问题！答案就是不知道。那换个问题："肠道菌群对于健康有什么样的影响？"如果医生告诉你："嗯，这个，您体内有一种很特别的只有亚洲才有的细菌，这么滑稽的细菌我还是头一次看见……"你是不是很想打他？为了避免这样尴尬的状况，科学家才需要先认清各细菌种类的基本模型，然后从里面总结学习。

当科学家面对肠道里上千种不同的细菌科的时候，棘手的问题又来了：如果只是把每个细菌的大类研究一下，这样够吗？还是说要把有名号的细菌一个个研究一遍？大肠杆菌（E.coli）和它邪恶的双胞胎兄弟肠出血性大肠杆菌（EHEC）属于同科，它们之间的差别小到几乎可以忽略不计，但是影响却有着天壤之别：大肠杆菌是无害的肠道居民，而肠出血性大肠杆菌却会造成严重的腹泻和便血。所以，如果想知道每个细菌具体有什么用的话，光研究细菌的大类远远不够。

细菌基因：庞大的肠菌王国

基因代表着可能性，基因是信息。基因可以给一个人强加上某些特征或者赋予他才能。不过在一个基因被转录翻译前，它们都只是一份染色体信息，就像计划在被实施前也就只是计划而已。有的基因我们没法避免，就像是决定我们是一个人还是一个细菌的基因；有些会很久以后才兑现，比如更年期或者老年斑；而有些也许存在，但永远都不会被激活，比如巨乳（我也表示很遗憾）。

把肠子里所有的细菌加在一起，它们的基因总和差不多是人类基因的 150 多倍。这个庞大的基因总和叫作人体微生物生态组。

如果你可以任意挑选150种不同生物的特殊基因组，你会挑什么？是狮子的力量、鸟的翅膀、蝙蝠的听力，还是蜗牛温馨的房车？

当然科学还没完全发展到这步，我也就随便问问。这么多肠菌基因我们现在根本没能力全都看过来，但如果是有目的地找某个单个的基因，那我们还是可以做到的。现在我们起码已经知道了：婴儿比成人拥有更多的消化母乳的肠菌基因，这个基因在断奶后就会慢慢消失；胖子体内有更多分解碳水化合物的肠菌基因；老年人体内抗压的肠菌基因会减少；在东京能找到消化海苔的肠菌基因，但在柏林就没有。肠菌基因会悄悄泄露你是谁——小年轻、大胖子还是个亚洲人。

不仅如此，肠菌基因有时候还决定了你能干什么、不能干什么。比如，镇痛药扑热息痛有些人就不能吃，因为他们的肠菌产物会影响肝脏代谢扑热息痛，结果镇痛药没法被代谢掉，留在体内反而成了毒药。所以，头疼时能不能吞镇痛药，就是由你的肚子决定的。

又如吃黄豆这件事。基本上，科学已经证明了吃黄豆的多种好处，像是在前列腺癌、血管疾病或者骨质问题上都有预防保护作用。豆制品带来的保健效果在亚洲人身上超过50%，而在西方人身上只有25% ~ 30%。这个差异并不是人种间的不同基因造成的，而是肠菌——亚洲人的肠道里有一种特殊的细菌，它们可以从各种豆制品中有效提取出最健康的精华部分。

对科学家来说，找到这些影响健康的单个肠菌已经是一大进步了，而对于之前的问题——"肠道菌群对于健康有什么样的影响？"也算是回答了一半。但这还远远不够，我们还想知道所有肠菌在一起的综合效应是什么，在整体菌群的影响下，单个肠菌的作用到底还有多少。答案就是，根本没有什么单枪匹马的英雄，每个人体微生物生态组里光是负责分解碳水化合物、蛋白质或者生产维生素的，就有很多不同的基因。

一般来说，一个细菌有几千个基因组，而每个人肚子里都有几千亿个细菌。要是对所有的这些基因组合进行数据分析，出来的图表可不是简洁的柱状图，那根本就是一幅现代艺术画。

对于人体微生物生态组，科学家面临的问题和百度面临的问题是一样的：提一个问题有几百万个信息来源同时蹦出来！你总不能对细菌说："请你们一个一个慢慢讲。"所以，科学家们必须对数据合理地打包、分类，找出重要的数据模型。2011 年的时候，总算有了重大突破，科学家们发现了三种肠道型（enterotype）。

当时，海德堡的科研人员用最新的技术把肠道微生物的组成情况扫描了一遍，本来还以为出来的又是一幅现代画——所有细菌乱七八糟混成一堆，外加一堆不认识的新细菌。结果却让人大跌眼镜，纷繁复杂的信息背后竟然有规律可循，所有检测的微生物生态组都大致可以分为三大类。三个细菌家族中的一个占有细菌王国的多数。突然间，这幅庞大的细菌现代画让人看出了点儿门道。

三种肠道型：看看哪种细菌家族在统治你的肠子

你属于三种肠道型的哪一种，取决于你肚子里到底哪个细菌家族占统治地位，这三种肠道型也自然就由这个统治家族的名称冠名。它们是大名鼎鼎的拟杆菌型（Bacteroides）、普氏菌属（Prevotella）和瘤胃球菌型（Ruminococcus）。这种分类方式无关你是亚洲人、美洲人还是欧洲人，无关你年轻还是年纪大，也无关你是男人还是女人，通通都适用。肠道型的发现也许将来可以帮我们回答一系列的问题，比如对豆制品的消化吸收、神经的抗压力程度，或者某一特定疾病的发病率。

2011年的时候，中国的中医学者正好拜访了海德堡大学，他们看到了把中国古老的传统理论与现代医学相结合的可能性。在传统的中医里，人体可以被分为三类，主要根据每个人对草药的不同反应而定，比如对生姜的反应。人体内的细菌也有着不同的特性，它们分解食物的方式不一样，代谢出的产物不一样，解毒的功效也不一样。此外，它们对肠道菌群的影响也不一样，因为它们对其他细菌的喜好和厌恶各不相同，自然就决定了菌群不同的组成方式。

拟杆菌型

拟杆菌型是三大细菌家族里久负盛名、人气最旺的家族。它们个个都是分解碳水化合物的高手，而且拥有庞大多样的基因组，可以根据需要自制各种分解酶。不管你吃的是牛排、沙拉还是喝醉了啃的树皮，拟杆菌立刻就能找到相对应的酶来分解，正所谓"兵来将挡，水来土掩"。

拟杆菌拥有的能力就是这么强大，它可以从食物中最大限度地提取能量供给人体。不过，也正因为它这个强大的能力，导致在体重增加方面它的嫌疑也最大。事实上，拟杆菌好像确实很喜欢肉类和饱和脂肪酸，在肉食偏好者的肚子里经常能找到它们的身影。但到底是因为有它们在才偏好肉食，还是因为偏好肉食它们才会在？这个问题暂时还无解。而且，拟杆菌大量出现的地方似乎经常也有它的好基友——吉氏副拟杆菌（Parabacteroides），它也是出了名的卡路里供给能手。

跟其他肠道型相比，拟杆菌型还有个特别的地方，它尤其高产生物素（Biotin）。生物素又叫作维生素 B_7 或者维生素 H。20 世纪 30 年代，维生素 H 被发现能治愈一种由于吃太多生蛋白而导致的皮肤病，而字母 H 就来源于德语的皮肤（Haut）或者"治愈"（heilen）一词。

维生素 H 可以中和生鸡蛋中的一种毒素——抗生物素蛋白。抗生物素蛋白并不会直接导致皮肤病，但是它会和维生素 H 结合，导致维生素 H 不能被吸收。所以，维生素 H 不足才是导致皮肤病的最终原因。

真是想不通那时候到底是谁吃了那么多生鸡蛋，才发现了维生素 H、抗生物素蛋白和皮肤病的这层三角关系。总之，现在是不会再有这样的事发生了。至于将来要是谁还会因为食用过多抗生物素蛋白而导致维生素 H 的缺乏，我能想到的只有猪了。我说的是真的猪——一只在转基因玉米地里偷吃的猪。为了增加玉米的抗虫性，科学家给玉米加了一个可以生产抗生物素蛋白的基因，这样害虫吃了玉米以后就会中毒。当然，馋嘴的猪偷吃了以后也一样。抗生物素蛋白遇高温会被破坏，所以鸡蛋或者转基因玉米只要煮熟了以后，就可以放心食用啦。

至于科学家是怎样发现某些肠菌可以制造维生素 H 的？是因为有的人便便里含有的维生素 H 比他吃下去的要多，而人体的细胞又没有制造维生素 H 的功能，那剩下的就只能是肠菌了。爱美一族可能对维生素 H 早有耳闻，很多含维生素 H 的保健品上都会打出"美丽的肌肤、有光泽的头发和饱满的指甲"这样的广告。

其实，维生素 H 的生理作用远远不止这些，它是新陈代谢里不可或缺的物质，身体制造碳水化合物、脂肪，以及分解蛋白质的时候都需要它。

如果缺少了维生素 H，不仅会出现皮肤、头发和指甲的问题，还会引起诸如情绪低落、嗜睡、免疫力下降、神经障碍和胆固醇升高等问题。但是，我在这里一定要重点强调一下：缺少任何一种维生素都可能会出现一堆症状，这些症状都很容易让人对号入座。你打了个喷嚏或者有点儿体力不支，并不代表你缺乏维生素 H 或者其他某种维生素。如果你顿顿饭肉不离口，那你的高胆固醇值多半也不是因为维生素 H 缺乏所导致的。

但如果你长时间地服用抗生素、经常饮酒、做过切肠手术、需要做透析或者必须服用某种特定药物，那你确实属于维生素 H 缺乏的高危人群，光是靠摄取食物里的维生素 H 是不够的，请务必咨询医生及时补充。除此之外，孕妇也是"高危人群"，不过是健康的"高危人群"，因为肚子里的小宝宝也需要维生素 H，他们会像老式电冰箱费电那样消耗掉妈妈吸收的维生素 H。

到目前为止，科学家还没有确切地研究出，肠道菌群到底可以在多大程度上制造提供维生素 H。但是科学家已经知道，肠道菌群确实在维生素 H 供给方面做出了贡献，而抗菌物质，比如抗生素会导致维生素 H 的缺失。至于不同肠道型间的区别，比如普氏菌型的人会不会比拟杆菌型的人更容易缺乏维生素 H，这个还有待研究。别忘了，2011 年不同的肠道型才被发现，需要回答的问题还有太多太多。

拟杆菌型如此吃得开，不光是因为它们的产效高，也因为它们懂得如何和他人紧密合作。比如，有的菌种专门是为拟杆菌打扫卫生的，它们负责把拟杆菌制造的垃圾清理干净。再往下还有负责回收垃圾的，它们把这些垃圾变废为宝，再循环供给拟杆菌使用。有的时候拟杆菌自己也会扮演垃圾回收者的角色，如果它们工作的时候需要碳原子了，它们就直接从肠道里游荡的气体中拿两个来，这些都是代谢完的垃圾产物，大把在那里没人要，所以它们屡试不爽。

普氏菌型

跟拟杆菌型相反，普氏菌型在素食主义者的身上更为多见。但并不是只有素食主义者才会是普氏菌型，正常饮食的人和肉食主义者里也能找到这一肠道型。所以，饮食结构并不是决定肠道型的唯一要素，除此之外还有其他很多的影响因素。

普氏菌也有要好的细菌同事，比如脱硫弧菌（Desulfovibrionales）。脱硫弧菌常常长着螺旋桨式的鞭毛，这不仅可以帮助它们向前移动，还可以帮它们在肠黏膜里翻找需要的蛋白质。在找蛋白质这件事上，普氏菌也同样是一把好手，找到的蛋白质不是被它吃了，就是用来再产点儿别的什么。普氏菌在完成代谢工作的时候会产生不少硫化物，就是煮鸡蛋里有点儿臭臭的味道。要不是脱硫弧菌发挥它鞭毛的优势火速赶来清理现场，普氏菌估计早就要被自己产的硫化物给淹没了。代谢最后产生的硫化氢气体其实并不健康，我们的鼻子不喜欢它的臭味是作为预防措施，因为在它的浓度增加1000倍以后，它会慢慢对人体产生危害……

这个肠道型除了产臭臭的硫化氢，还产一种同样不太好闻的硫化物——硫胺素，也叫作维生素 B_1。维生素 B_1 是最重要的维生素之一，大脑除了用它作为神经细胞的养分，还把它用在神经细胞外面的绝缘脂肪层里。所以，当我们出现肌肉颤抖或者健忘，可能都和维生素 B_1 缺乏有关。

如果严重缺乏维生素 B_1 的话，会导致脚气病。脚气病在公元 500 年的时候在亚洲地区就有历史记载了。英文的"脚气"一词 "beriberi"来自僧伽罗语（印度语族里的一种），直接翻译过来就是"我不行，我不行"。患者会因为神经受损、肌肉萎缩而没法直着走路，所以估计经常会说到"beriberi"这个词，于是就流传下来变成了病名。现在我们已经认识到，精加工的大米只含有很少量的维生素 B_1，如果严重偏食的话，几个星期之内就会出现维生素 B_1 缺乏的症状。

除了神经炎症和记忆衰退，轻度的维生素 B_1 缺乏也会造成神经紧张、烦躁不安、头疼或者注意力不集中。如果再重一点儿，也会出现水肿、心悸等，更严重的甚至会心力衰竭。当然，就像前面说的，除了维生素 B_1 缺乏，能引起以上症状的原因还有很多，而真正完全是由于维生素 B_1 缺乏引起的并不多。所以，如果以上症状如果反复出现，请务必到医生那里好好做个全面检查。

维生素缺乏症可以帮科学家了解这些维生素在人体里的意义到底是什么，有哪些作用，参与了哪些代谢。如果你不是天天只吃精加工大米、光喝酒的话，一般来说都能从膳食里摄取到足够的维生素 B_1。更何况肠菌也会帮忙生产一些维生素 B_1，而且它们做的贡献比这个还要多得多，只是有待我们一个一个去探索、去发现。

瘤胃球菌型

对于这个肠型的看法，科学界各家争论不休。几位亲自检查证明了肠型理论的科学家，坚称他们只能观察到拟杆菌型和普氏菌型，瘤胃球菌型无法查证，而另外一些科学家则发誓称一定有瘤胃球菌型，还有一些科学家不但认为有瘤胃球菌型，甚至认为还有第四、第五种肠型……总之，各种专业研讨会的会间休息，各个帮派都争得不可开交，茶歇的氛围都被毁掉了。

我在这里斗胆统一一下意见：这个肠型有可能存在。瘤胃球菌最喜欢的食物应该是植物细胞壁，它的最佳拍档可能是阿克曼氏菌（Akkermansia），它的作用主要是增加肠壁厚度，减少糖分吸收。瘤胃球菌的代谢产物是血红素，而血红素又是人体用来制造血液的重要元素。

全世界不能正常代谢生产血红素的人里，最有名的大概就数格拉夫·德拉古拉（Graf Dracula，即吸血鬼的鼻祖德古拉，按他的家乡话罗马尼亚语应译为德拉古拉）了。在他的家乡罗马尼亚，人们是这样描述这种基因缺陷的：受不了大蒜味、不能暴露在阳光下、尿红色的血尿。现在我们知道了，血尿产生的原因是人体无法正常制造血液，未完成的中间产品会随着尿液排出体外。但当时人们得出的结论是：尿血的人就是吸血鬼，因为喝了血才会尿出血。要是活在现代，德拉古拉先生一定不会再成为恐怖小说的男主角了。

退一万步来说，即使瘤胃球菌型这个肠型并不存在，每个人的肠子里还是能找到瘤胃球菌的。所以，我们多聊聊这个菌属也没什么坏处，更何况它背后还有一位神秘迷人的德拉古拉呢。没有任何肠道菌群的实验室小白鼠，就无法正常生产血红素，所以从瘤胃球菌联系到吸血鬼也并不是毫无根据的事啦。

现在我们对体内肠道菌群的小世界或多或少有了一些了解，

它们的基因库里有各种各样的装备，可以帮助分解消化不了的东西，生产维生素和其他重要的物质。我们开始尝试着去给它们归类，把它们打包成不同的肠型，寻找不同的研究模型。这样做的原因只有一个：1000 亿个微生物生活在我们的肚子里，显然它们不仅仅是住在那里，跟我们的生活肯定也息息相关。就让我们更进一步，去看看它们究竟是如何参与新陈代谢的，它们中的哪些对我们充满善意，而哪些又会给我们带来伤害。

肠道菌群所扮演的角色

有时候，我们会故意给孩子编些美丽的谎言，比如那个每年坐着驯鹿车飞来送礼物的白胡子老爷爷。还有一些谎言我们在说的时候自己都意识不到，就比如喂饭时专用的儿歌："一勺给阿姨，一勺给叔叔，一勺给妈妈，一勺给奶奶……"如果我们用严谨的态度描述事实真相的话，那应该是"一勺给宝宝，一小勺给宝宝肚子里的拟杆菌，一小勺给普氏菌，再一小小勺给其他也等着吃饭的微生物"。宝宝吃饭长身体的时候，拟杆菌及它的小伙伴们都是得力的助手。当然不仅仅是小婴儿，在成年人的体内它们也经常给我们开点儿小灶、补补营养。肠道细菌可以分解掉我们无法消化吸收的东西，而分解所得的这部分营养它们也会回馈给我们。

最近几年科学界开始思考：肠道菌群是不是会对新陈代谢的整个过程产生影响？是不是因此对我们的体重也会有调节作用？首先需要明确的基本原则是，虽然肠菌与我们一同进食，但是它们并没有跟我们抢食物，因为我们分解和吸收食物主要都是在小肠里，而那里几乎没什么肠道细菌。而在肠道细菌高度集中的地方，我们整个消化进程已基本完成了，留下来的都是等着被运出去的食物残渣。从小肠到大肠的终端，越接近出口的地方，每平方厘米的肠道黏膜上就聚集了越多的细菌。这样的分布正是肠道所需要的，所以相当稳定。但是如果这种平衡被打破，肠道菌群过分活跃的话，不计其数的肠菌就会跑到小肠里，这种现象被称为小肠细菌过度生长。这个病目前才刚刚开始被研究，病症尚不十分清楚，但可能的症状有严重的胀气、肚子疼、关节疼、肠炎、营养不良和贫血。

反刍动物，比如牛，就跟我们刚好相反。块头这么大的动物居然只靠吃草就够了，秘诀到底在哪儿？就在它菌群的位置上——牛的菌群处于消化道很靠前的地方，都在它的前胃里。牛的食物尽是些复杂的植物碳水化合物，它们自己都懒得去消化一下，就直接交给了拟杆菌们。等拟杆菌先把消化准备工作做完了，它们才自己接手。

除此之外，菌群在前胃还有另一个好处。细菌富含蛋白质，从吃饭这个角度来看，它们根本就是一块块迷你小牛排嘛。等它们光荣退休以后可以直接向下滑进下一个胃里[1]，在那里直接被消化掉。从这个角度看，牛自己就有个自给自足的蛋白质供应链，自己圈养的微生物小肉排自己消化掉。相比之下，我们人的肠菌都聚集在消化道的尾端，退休后就直接被我们完整地排进了厕所里。

啮齿类动物的肠菌和我们人类的一样，也主要聚集在消化道的尾端，但是人家可比我们勤俭多了，大好的肠菌小肉排怎么能白白浪费掉？既然不想浪费，那就把它们再吃回去。没错，意思

---

1. 牛有四个胃：瘤胃、网胃、瓣胃和皱胃，微生物集中在瘤胃和网胃里，而皱胃是唯一分泌消化液的部分。

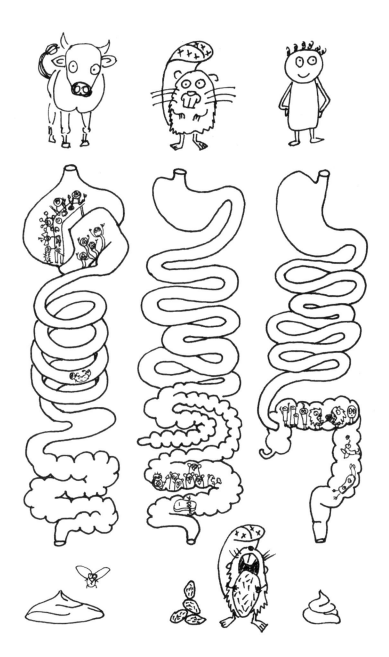

就是啮齿动物会吃掉自己的便便。这方法虽然简单又环保，但是我还是宁愿选择去超市里烧钱，买些肉制品和豆制品来弥补一下排出去的微生物蛋白。其实，即使我们没法直接"吃掉"这些微生物蛋白，却还是从它们那里获取到了一些营养，肠菌从食物残渣里又分解出很小的营养分子，这些营养分子通过肠壁细胞被我们吸收进体内。

消化分解这项活儿其实细菌在肠子外面也可以完成。比如，酸奶就是由细菌部分消化了的牛奶，牛奶里的大部分乳糖都被分解转化成了乳酸和较小的糖分子，所以酸奶在口感上会比牛奶酸一些也甜一些。除此之外，乳酸还可以让牛奶里的蛋白质凝结，这就是为什么酸奶会比牛奶稠很多。被预消化的牛奶（酸奶）减轻了身体不少的工作量，现在只要接过细菌的接力棒继续消化就行了。

既然可以让细菌帮我们预先消化一部分，那自然要动一番脑筋选一些好的细菌，优化一下细菌消化的产物。比如，有心的酸奶厂商总是会选择偏好生产右旋乳酸（D-乳酸）的细菌。那既然有右旋乳酸，自然也会有左旋乳酸（L-乳酸），这两个乳酸的分子结构刚好是镜像反射。我们体内的消化酶更倾向于右旋乳酸，如果要消化左旋乳酸的话，就像是拿左手写字，实在不给力。所以下次你去买酸奶的时候，最好认准商标上"含丰富的右旋乳酸"再下手。

细菌不仅是消化食物这么简单，它们同时还生产新的物质。比如白菜做成酸菜以后，维生素含量就会大大增加，因为发酵酸菜用的细菌同时也制造了维生素。奶酪中香醇的味道、爽滑的口感和奶酪里的洞洞都是细菌和真菌努力工作的结果。发面时用的老面，也叫面头或者面起子，靠的主要就是里面所含的诸多酵母菌。还有一样酵母代谢的产物，被写进了古今各大诗词里，它就是酒精。但你千万可别以为这就结束了，拿葡萄酒来说，品酒师那些对葡萄酒天花乱坠的酒评，在酒瓶里可都找不到。葡萄酒的余香之所以是"余"香，是因为细菌需要时间来完成它们的工作。在舌头靠里的地方有可以对食物进行加工的细菌，所谓的余味就是食物在被它们加工后释放出来的味道。所以，每个专业的品酒师品出的味道都会有点儿不一样，这主要取决于他们各自舌头上的菌群。尽管如此，我们品酒的时候还是愿意去聆听品酒师的感悟，毕竟只有他对自己的细菌最有自信。

口腔里的细菌大概只有肠子里的万分之一那么多，但是我们仍然能切实地"尝"到它们的存在。我们的消化道真的应该好好感谢一下这个藏龙卧虎的庞大微生物族群。对付像单糖结构的葡萄糖或者果糖，肠子还是游刃有余的，可是对于稍微复杂点儿的，比如乳糖，很多人的肠子就已经搞不定了。要是碰到一些再复杂些的植物类碳水化合物，肠子就彻底蒙了，因为它根本就没有储备这么多种酶来分解每一种不同的碳水化合物。好在这时候有微生物各显神通，我们给它提供居所和饭菜，它们则专门帮我们解决棘手的问题。

在西方人的饮食中，有90%的营养来自吃进去的食物、10%来自细菌每天的给养。也就是说，每十顿饭里就有一顿是纯来自细菌的供给的，甚至有些细菌，每天的任务就是给我们喂饭。所以我们每天吃什么，真的不是无所谓的事；哪些细菌负责给我们喂饭，也真的不是无所谓的事。我再解释得清楚点儿，体重这个问题，可不仅关系你吃了多少卡路里，还关系那些每天和你同吃同喝的细菌兄弟都是谁。

"细菌导致增肥"阴谋论：三种假说是真是假

假说一：肠道里面有太多的"发胖"菌

所谓的"发胖"菌其实都是分解碳水化合物的能手，但是如果肠子里面聚集的能手太多，那就反而不妙了。苗条的小白鼠每天都会排出一部分没有消化掉的卡路里，而相比之下，肥胖的小白鼠排出的卡路里就要少很多了。小肥鼠肚子里的"发胖"菌连食物里最后一点儿卡路里都不放过，全部都吸取出来贡献给主人，它家主人怎么能不胖呢？现在从小白鼠类推到人身上，有些人尽管吃得并不比别人多，可是肚子上的肥肉却比别人长得快几倍，也许只是他们的肠菌吸收卡路里的效率要高很多。

那肚子里到底发生了什么？细菌可以利用没有消化掉的碳水化合物生产脂肪酸，喜欢蔬菜的细菌制造的脂肪酸主要供给肠道和肝脏，而其他细菌制造的脂肪酸则会供给全身。所以，一根香蕉与半块巧克力虽然所含的卡路里一样多，但是香蕉却没有巧克力发胖效果好，因为从香蕉里代谢出来的脂肪酸在当地就分完了，而巧克力的脂肪酸可是把全身各处都喂了一遍。

研究发现，超重人群的肠道菌群多元性较低，特定的细菌会占主导地位，尤其是那些代谢碳水化合物的细菌。但是想要体重成功超标，光靠几个"发胖"菌的力量可不够。实验室中有些小白鼠的体重增长了60%，这样傲人的成绩必须还有其他要素参与其中，所以科学家又提出了另一个导致严重肥胖的可能因素——炎症。

假说二：新陈代谢疾病导致炎症指标升高

有新陈代谢方面疾病的人，比如肥胖、糖尿病和高血脂，通常血液里的炎症指标也会升高。当然，这个指标值比身体受到外伤感染或者血液中毒时要低得多，只是偏高但又不一定要接受治疗，医生把这个现象叫作亚临床炎症。细菌在这里的角色是什么呢？它的表面有一种信号物质，传达给身体的信号言简意赅："见我者发炎！"

受伤的时候，炎症是对人体有益的自动防御反应：细菌发出的信号引起伤口发炎，而伤口一发炎，细菌就会从伤口里被冲刷出来，然后一一被歼灭。只要细菌老老实实待在肠黏膜上，随便它怎么传信号都没人会在乎，也不会把它怎么样。但是如果肠道菌群的成分不佳，再加上吃饭偏油腻的话，就会有太多的有害细菌随着脂肪进入血液，身体就会进入轻微的炎症状态。

细菌的信号物质也可以加载在器官上，从而影响它们的代谢机能，比如在啮齿动物和人身上，信号物质可以依附在肝脏或者脂肪组织上，并且促进这里的局部脂肪堆积。同样受影响的还有甲状腺，细菌释放的炎症信号会阻碍它的正常工作，这样甲状腺激素的分泌就会变少，直接导致了脂肪燃烧的速度减慢。

急性炎症会消耗身体的大量体力，让人变瘦，而亚临床炎症则会让人变胖。但是这里我必须强调一下，并不是只有细菌才会导致亚临床炎症，像是内分泌紊乱、雌激素过多、缺乏维生素 D 或者吃太多含谷胶的食物，也都有可能引起亚临床炎症。

假说三：肠道细菌决定胃口

2013 年的时候，有人提出了一个很大胆的假说，大概的意思就是，肠菌可以影响它主人的胃口。也就是说，如果晚上 10 点你突然想吃一条夹满焦糖花生且有巧克力包衣的士力架，之后又忍不住吃了一袋薯片，这不一定是你聪明的脑袋在作怪。吃了三天减肥餐后超级渴望吃一个巨无霸汉堡的，很可能也不是你的脑袋，而是你肚子里焦躁难耐的细菌们。不知道它们用了什么甜言蜜语，总之我们就是难以抗拒它们的要求。

要理解这一假说，我们得一起仔细琢磨一下"吃饭"这件事。面对厚厚的菜单，你是怎么决定选哪道菜的？估计大多数人都是看当时的兴趣和心情。那一顿饭吃多少呢？当然是吃饱为止。吃饭的两个要素——兴趣和饱腹感，理论上细菌都有办法影响到。至于说到胃口，估计细菌也有一定的发言权。虽然这些都还在假说阶段，但还是挺靠谱的，因为对我们来说一顿饭吃什么、吃多少可能不是什么大不了的事，但对细菌来说可就是性命攸关。它们和人类一起共同进化了300万年，这么长的时间它们应该也找到了融入人类世界、主宰自己命运的方法了。

要想引起大脑对某种食物的兴趣，绝对不是一件容易的事。因为大脑被一个严密的血脑屏障[1]所保护着，这是一个防止大脑受外界化学性伤害的自我保护系统，能通过这道屏障的只有单糖、矿物质或者类似的小分子，以及类似于神经传递物质的脂溶性物质。比如，尼古丁就可以通过这道保护屏障进入大脑，一边给大脑提神，一边让大脑有种满足、放松的感觉。

细菌可以制造出能通过屏障的小分子，比如酪氨酸和色氨酸。这两种氨基酸在大脑中分别可以转化为多巴胺和血清素。多巴胺都听说过吧，就是恋爱时让人死去活来的爱情激素；血清素之前也提到过了，就是"幸福荷尔蒙"，如果血清素太低的话会引起抑

---

1. 能阻止有害物质由血液进入脑组织的屏障。

郁的。再回想一下春节时酒足饭饱后和家人坐在沙发上看电视时那种心满意足、昏昏欲睡的感觉吧，这就是血清素带来的幸福感。

假说三就是基于这个理论基础上的：肚子里的细菌对某种食物特别渴望，如果我们可以满足它们的愿望，作为奖赏它们会间接分泌多巴胺和血清素，我们自然也会变得开始渴望它们渴望的食物。聪明的细菌充分利用了我们自身的激素来达到它们的目的。而饱腹感的产生也是利用了同样的原理。

很多实验都表明，如果我们按照细菌的需求吃饭，我们体内传递饱腹感的信号物质就会明显地增多。所谓细菌的需求，就是吃下去的东西最好啥也别消化直接到大肠，好留给细菌们慢慢吃。按照这样的解释，面条和面包居然完全不在此列，多新鲜。要想知道得更多还要拜托你读到讲"益生元"的那一小节。

饱腹感通常来自两个方面的信号：一个是大脑传递来的；另一个来自身体其他部位。这个信号传递的过程也并不是万无一失，比如有些肥胖患者负责饱腹感的基因先天就有缺陷，不管吃多少他们都没办法觉得吃饱。根据《自私的大脑》[1]一书中的论点，因为大脑嫌从食物中吸取的养分还不够，所以擅自决定了"还没有吃饱"。但其实等着吃饭的并不只有大脑和其他身体器官，肠道菌群也张着嘴等着。你说它们一共加起来也才 2 千克重，能吃掉多少，有什么好着急的？

但是如果我们想一想肠道菌群做出的贡献，就该意识到人家吃饭的时候有点儿话语权也是应该的。它们是免疫系统最重要的

---

1. *selfish-brain-theory*，原书为德文：*Das egoistische Gehirn*：Warum unser Kopf Diäten sabotiert und gegen den eigenen Körper kämpft，作者为 Achim Peters。

教练（没有之一），是消化吸收时得力的助手，是维生素的生产商，还是解除食物发霉和药物毒素的大师……说了这么多，想表达的道理只有一个，吃饭的时候肠道菌群有没有吃饱很重要。

那不同的细菌有不同的愿望怎么办？这个科学家也还不清楚。有时候如果长时间不吃甜食，好像也就没那么想吃了，难道是肚子里喜欢吃巧克力和蛋糕的细菌在此期间都"饿死"了吗？我们也只能试着猜测一下。

身体里面发生的事绝对不只是一个二维的简单因果关系，大脑、身体器官、肠道菌群，再加上食物里的营养结构，至少已经构成了四个维度。当然，最好是能把每一个维度都了解透彻，但大脑和基因研究起来真的非常复杂，相较而言，肠道菌群在实验室里就玩着顺手多了，再加上这是门新兴学科，比较容易有所突破，引得众多科学家兴奋不已。细菌给我们喂饭的结果远远不止是肚子上的一层"游泳圈"或者手臂底下的"拜拜"肉，更重要的是，它也影响着血脂的高低，其中最具代表性的可能就是胆固醇了。肥胖和胆固醇超标同现代社会最头疼的几个健康问题息息相关，比如高血压、动脉硬化和糖尿病，而对肠道菌群的认知很可能可以帮我们开启一个全新的思路。

胆固醇和肠道细菌：你不知道细菌付出多少努力

胆固醇和肠道细菌之间的联系直到20世纪70年代才被首次发现。起源是一组美国科研人员在为非洲马赛族的武士做检查时，惊讶地发现他们的胆固醇都很低。这些武士平时几乎都只吃肉类，喝起牛奶来也跟喝水似的，可是就算这样肆无忌惮地摄取动物油脂，也不见他们的血脂有什么问题。所以科研人员们猜想，估计是牛奶里含了什么神秘物质，可以让胆固醇保持在低水平状态。

在接下来的时间里，他们开始全力以赴寻找这个神秘物质，除了牛奶，连骆驼奶和老鼠奶都被研究了一遍，实验的结果却完全没有连贯性，以失败而告终。科学家们又想了个别的主意，让马赛武士喝咖啡伴侣代替牛奶，而且还在里面添加了很多胆固醇，结果他们的胆固醇指标仍然纹丝不动。这下科学家就彻底放弃了他们的"神秘牛奶论"。

实验虽然失败了，但是实验报告记录得很详细，里面详细写下了马赛武士喝牛奶的习惯，他们一般都喝已经"凝固"了的牛奶。要使牛奶凝固就必须要有特定的细菌，但谁也没往这层上想。即使是咖啡伴侣的实验，如果用细菌来解释，那也合情合理了，因为马赛武士平时饮下的细菌可以在肠道里扎根存活，所以即使咖啡伴侣又加了很多胆固醇，肠子里的细菌也可以控制住血液里胆固醇的水平。可惜的是，尽管后来科研人员观察到，马赛武士如果喝回凝固的牛奶，胆固醇水平要比喝普通牛奶的时候下降18%，就这样，他们还是继续在牛奶里找神秘物质，全都是不动脑的无用功啊！

按照今天科研实验的要求，马赛武士那个实验完全不合格：第一样本量太小；第二马赛武士每天要奔跑13个小时，每年还要再斋戒数月，这样的生活状态和欧洲人完全没有可比性。但是过了几十年，这些研究结果又被翻了出来，好在这次的科研人员已经对细菌这个课题有些了解，终于把实验引向了正确的方向。如果原因真是具有降胆固醇能力的细菌，那就到实验室里验证一下：一个装有营养基的实验瓶，往里加点儿胆固醇和细菌，放在

37 摄氏度的舒适温度下——这就成功了！实验用的是发酵乳杆菌（Lactobacillus fermentium），然后往实验瓶里添加的胆固醇……几乎都消失了！

但是实验瓶里的成功并不代表活体实验也能成功。所以，当我在一篇科学文献里看到这个实验结果的时候，我的心情就像是坐着过山车般大起大落："细菌 L. plantarum Lp91 可以明显降低胆固醇及其他血脂指标，提升有益的高密度脂水平，从而大大减低了得动脉硬化的概率。以上实验结果可以在 112 只叙利亚金仓鼠体内成功观测到。"为什么是"叙利亚金仓鼠"？！为什么不是112 个体重超重的美国人？！虽然我知道在人体实验之前必须要先做动物实验，但我还是从来没有对金仓鼠这么失望过。

玩笑归玩笑，这个实验结果还是很有价值的。只有细菌在老鼠和猪的动物实验中表现出色时，才会进入人体实验的环节。在人体实验中，研究对象会定期服用一些待测的细菌试剂，然后经过一段时间后接受胆固醇测试。细菌的种类、数量、持续时间以及服用的方式会根据实验的要求不停地调整，有时成功有时不成功。除此之外也没人知道，这些细菌试剂到底有多少能通过胃酸这关存活下来，存活下来多少才能影响胆固醇的水平。

一直到 2011 年才算出了一个真正出彩的实验。科学家往酸奶里添加了罗伊氏乳杆菌（Lactobacillus reuteri），这种细菌不太容易被胃酸破坏掉。114 位加拿大人被要求在 6 周的时间里，每天喝两次这种特制的酸奶。实验结果可喜可贺，有害的低密度胆固醇平均下降了 8.91%。这个效果已经能达到某些降胆固醇药物一半的药效，而且还没有副作用。如果选用其他菌种，胆固醇值甚至能下降 11% ~ 30%。这些结果的持续成功性还有待证明，可惜目前还没有一个后续实验问世。

可以测试的细菌还有好几百种。为了有效地筛选出我们想要的细菌，首先要回答的问题就是：这个细菌必须具备什么样的能力？或者更确切的问法是：它应该具备什么样的基因？到目前为止最具潜力的候选人是 BSH 基因。BSH 是英文 "Bile Salt Hydroxylase" 的首字母缩写，中文叫作胆盐水解酶，有 BSH 基因的细菌可以改变胆盐。那胆盐又和胆固醇有什么关系呢？答案就藏在"胆固醇"的名字里。胆固醇第一次被发现是在胆结石里，胆结石，就是胆里的固体嘛。胆汁在我们的体内专门负责运送脂肪和胆固醇，而胆盐是胆汁中参与脂肪消化和吸收的主要成分。细菌释放出的胆盐水解酶可以使胆盐失灵，让溶在胆汁中的脂肪和胆固醇没法被吸收。这样没被吸收的脂肪和胆固醇就可以滑肠而过，直接落入马桶了。这个过程其实是细菌的自我保护机制，因为胆汁可以破坏细菌的细胞壁，但通过水解了的胆盐，胆汁效用变低了，它就可以安全通过消化道抵达大肠。除了 BSH 基因，细菌还可以通过其他很多种不同的方法对付胆固醇：可以是直接吸收胆固醇来增强细菌自己的细胞壁，也可以是把胆固醇转化为别的物质，或者是影响生产胆固醇的器官。肝脏和肠道是生产胆固醇的主要器官，细菌可以在这里释放出化学信息素，协同管理生产工作。

说了这么多降胆固醇的事，但其实 70% ~ 95% 的胆固醇都是我们身体自己制造的，你有没有想过，如果胆固醇真的这么十恶不赦，那身体为什么要花这么大的力气来造它呢？媒体上一味地宣传胆固醇的负面效应，这种做法太片面了。胆固醇太高确实不好，但是太低也不是好事。没有了胆固醇，身体就没法制造维生素 D 和性激素，也没法制造稳固的细胞膜。胆固醇过低的话会导致记忆力衰退、抑郁和暴力倾向。所以，脂肪和胆固醇绝不是有了啤酒肚以后才需要考虑的问题，它关乎我们每一个人。

最重要的是把胆固醇保持在一个健康的水平上，这件事除了我们自己要注意，我们肚子里的细菌也在帮我们一起努力：有的细菌是制造丙酸酯的，可以抑制胆固醇的形成；另一些细菌则是制造乙酸盐的，可以促进胆固醇的形成。

这一节我们从小小的细菌讲起，从"食欲和饱腹感"一口气讲到了"胆固醇"，之前你是否想到过这些小小的细菌居然有这么大的本领？它们供给我们营养，帮助我们消化，为我们生产维生素。有些科学家甚至提出来，可以把肠道菌群看成一个独立的器官，因为它就和其他器官一样，在我们的身体里由零开始发育成长，长成后由许许多多的细胞组成，既能自己独立工作又能和其他器官互相影响、互相配合。

健康的元凶：坏细菌和寄生虫

世界上有好人也有坏人，我们肚子里的肠菌也是。坏人通常都有个特点，他们只是想要最好的——为他们自己。

沙门氏菌：戴上"帽子"就老实

生活中处处藏着意外，谁能想到打个鸡蛋做个溏心蛋也会有危险，吃个没煮熟的鸡腿也可能会无休无止地腹泻和呕吐。这全都是因为它——沙门氏菌，来自最原始的威胁。

沙门氏菌可以用一种最意想不到的方法潜入到你的餐桌上，比如通过鸡肉和鸡蛋产业的全球一体化：最便宜的养鸡饲料在非洲，为了节省成本当然就要买非洲的饲料。可是与德国相比，非洲多了些自由漫步的乌龟和蜥蜴，于是沙门氏菌就与饲料一起漂洋过海来到了德国。此话怎讲？因为沙门氏菌其实是爬虫类动物肠道里的一名常住居民，非洲的乌龟坐在草堆上刚舒舒服服地便便完，草堆就被非洲农民打包送往德国当饲料了。经过一番海上的颠簸，草堆裹着乌龟捎来的问候终于踏上了德国的土地，还没歇口气就被饿晕了的德国鸡一口气吞进了肚子。对鸡来说，鸡肠子不认得沙门氏菌，这不属于它的菌群成员，这是一个外侵细菌。

沙门氏菌到了鸡肠子里就开始自我繁殖，所以排出去的鸡屎里自然也有它。可惜鸡只有一个能往外排东西的出口，鸡蛋只能被迫和裹着沙门氏菌的鸡屎一起挤这个出口，因此蛋壳上会有沙门氏菌。只有蛋壳破裂了，它才有机会进入鸡蛋里面。

好吧，没煎熟的鸡蛋里有沙门氏菌这件事算是解释得通了，那没煮熟的鸡腿是怎么回事儿？沙门氏菌怎么会从鸡肠子里钻到鸡肉里呢？这件事解释起来实在有点儿倒胃口。廉价的超市里鸡肉通常都是在大的屠宰场里生产的。鸡在屠宰场被宰杀后会去掉鸡头，然后被送到一个大水池子里清洗一下，这个水池就是沙门氏菌走出鸡肠走入鸡肉的绝佳圣地。一个大屠宰场一天一般能宰杀 20 万只鸡，只要有一车鸡被沙门氏菌感染，就足以把在它们之后进水池的鸡都给祸害了。出了屠宰场，这些廉价的鸡肉大多都会被运进超市的冷冻特价专柜。沙门氏菌不耐高温，只要把鸡肉煮熟煮透，还是完全可以放心食用的。

一般来说，煮熟的鸡肉并不是食物中毒的原因，问题往往出在洗鸡肉的水池或者洗菜篓上。细菌可以在冷冻状态下冬眠，解冻后它们就又活回来了。像我们实验室里从各种患者那里收集来的妖魔鬼怪病菌，放在零下 80 摄氏度的环境中储存，人家一点事儿都没有，拿出来一解冻，个个又活蹦乱跳起来。但是在高温下，很多细菌就受不了了，像沙门氏菌，只要以 75 摄氏度的温度煮个 10 分钟就全都被歼灭了。所以，如果中了沙门氏菌的招，原因一定不是在煮熟的鸡肉上，多半都是用洗菜篓洗完化冻的鸡肉后又紧接着洗了要生吃的瓜果蔬菜。

对于一般家畜的肠菌，我们的肠菌多少都打过交道，大家都是熟人了，所以相处起来也没什么摩擦。只有碰到陌生的肠菌，比如乌龟的，那就不能忍了，一定要把它弄出去，于是就有了上吐下泻。所以，如果我们乖乖地购买自己家边上村子的草鸡蛋，鸡吃到乌龟便便的概率几乎为零。相应地，我们将沙门氏菌吃进肚子的风险也就很低。当然，如果养鸡的自己吃的是超市的廉价鸡肉，那鸡还是有可能通过吃到人的便便然后吃到乌龟的便便……防不胜防啊，这里就只能拼人品了。

如果鸡腿没有完全煮熟，那你大快朵颐吞下无数鸡肉的肌肉细胞时，顺带着吞下几个沙门氏菌的细胞也是有可能的。起码要1万～100万个沙门氏菌的细胞才能让我们感受到它们的到访——100万个细胞叠加在一起相当于一颗盐粒的1/5大小。我们人类可是相当于60亿颗盐粒大小的巨人！就这1/5颗盐粒，到底是怎么做到让60亿颗盐粒不停地往厕所跑呢？这根本就像是在说，奥巴马只要用一根头发就可以统治美国。你开玩笑吧？

首先你要搞清楚的是，沙门氏菌增长的速度可比奥巴马的头发要快多了，不仅比奥巴马的快，可能比孙悟空的都要快。只要温度超过10摄氏度，沙门氏菌就会从冬眠状态中苏醒过来，然后立马全心投入制造下一代的工作中。它们周身有许多细小的鞭毛，可以在肠子里游来游去，直到它们找到一片可以抓牢固定的肠黏膜，然后从那里钻进肠壁细胞，引起细胞发炎。为了尽快地把这些致病因子冲洗出去，细胞里就像开闸放水一样流出大量的液体进入肠道。

从吃下沙门氏菌到奔向厕所可以从几小时到几天不等。如果不是年纪太小、年纪太大或者体质太弱的话，那靠肠子的自我清洗一般就够了，这时候吃抗生素反而弊大于利。你要做的就是全力支持肠子的工作，一起努力把沙门氏菌赶出去、隔离开来。不管是上吐完还是下泻完，一定要用肥皂和热水把手彻底洗干净，不然再吃进去的话，肠子就白忙了。在这里附上一首小诗送给沙门氏菌：这不是你的错，也不是我的错，只是我们俩本不应该相遇，不如就此分道扬镳。

沙门氏菌大概是引起食物中毒最常见的原因之一了。并不是只有鸡肉里才会有沙门氏菌，而是它比较喜欢活跃在鸡肉里。沙门氏菌底下还分不同的种类，我们在实验室里化验患者的粪便样本时，会拿不同的抗体来测试，看患者体内的到底是哪一种类的沙门氏菌。如果是相对应的抗体，那粪便就会结成一团团的，甚至肉眼都能观察到这个变化。

出现这个变化的时候，医生就会在病历上写下：对应沙门氏菌 XY 号的抗体与此粪便反应强烈，因此推测该粪便中的沙门氏菌就是 XY 号。实验试管里发生的这个反应和身体里免疫系统的反应原理相同。当免疫系统碰到了不认识的沙门氏菌，作为见面礼，它会在自己的库存里翻箱倒柜找一顶合适的"帽子"送给远道而来的客人，稍微调适一下，然后交给"制帽商"给上百万的沙门氏菌每人都做一顶。这合适的"帽子"就是相对应的抗体。被扣上"帽子"的沙门氏菌立刻就变得老实多了，沉重的"帽子"让沙门氏菌无法自由游荡，攻击力也大大削弱。实验室里的抗体试剂就是挑选出来的几顶"帽子"，如果哪顶"帽子"合适的话，戴上"帽子"的细菌就会沉成一团。这样医生就可以根据"帽子"来判断粪便中所含的沙门氏菌属于哪个种类了。

如果你根本不想动用到你的"帽子商"，也没兴趣老往厕所跑

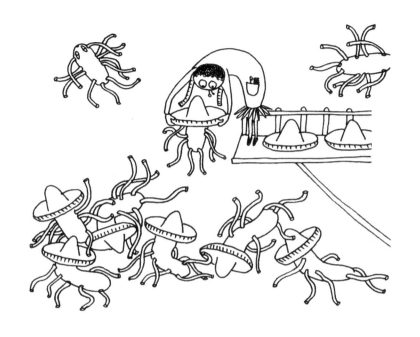

的话，那我这里有几个黄金法则送给你——

    法则 1：使用塑料菜板。与木质菜板相比，塑料菜板清洗起来比较方便，而木质菜板的槽缝比较容易养细菌。

    法则 2：所有和生肉、鸡蛋壳接触过的东西都要用热水彻底地冲洗干净。除了洗手，菜板、餐具、洗菜篓，甚至洗碗布都要好好地冲洗干净。

    法则 3：肉类和蛋类都尽量煮透后再吃。当然，如果在和情人共享罗曼蒂克的烛光晚餐时，上来的甜点是提拉米苏[1]，为了安全专门再把提拉米苏放进微波炉里转一圈也实在

---

1. 提拉米苏的制作过程需要用到生鸡蛋。

是太煞风景了。碰到这样的菜点，建议最好用新鲜优质的鸡蛋，并且记得一定要放在 10 摄氏度以下保存。

法则 4：厨房以外也要处处留心。如果谁养了蜥蜴当宠物，给蜥蜴喂完饭没多久就开始一趟一趟地跑厕所，他最好牢记我之前说过的话：沙门氏菌可是爬行动物肠道里最常见的肠菌。

幽门螺杆菌：人类最早的"宠物"

索尔·海尔达（Thor Heyerdahl）是一个安静又想法坚定的男人。他观测洋流和风向，着迷于老式钓鱼钩和树皮做的衣服。所有的这一切都让他深信不疑，波利尼西亚的第一代住民应该是很久以前从南美和东南亚迁移而至的水手，按照他的理论，这些水手可以乘着木筏顺着洋流漂到这里。那时候所有人都觉得这是天方夜谭，就凭一个简陋的小木筏怎么可能航行 8000 千米横渡太平洋？索尔·海尔达没有花这个精力去和别人雄辩，他直接来到南美，按照古时的样子自己仿建了一只木筏，带了几只椰子和罐装菠萝就出海了，他要去波利尼西亚！4 个月后，他用行动证明了他的理论——他真的到了波利尼西亚。

30 年后，另一位科学家也开始了一段同样令人激动的征途，只不过他的征途不在大海中，而是在一个小小的实验室里。就在这个实验室里，巴里·马歇尔（Barry Marshall）勇敢地把试管里的液体一饮而尽，他的同事罗宾·瓦伦（Robin Warren）作为见证人紧张地记录着这一壮举。几天以后，巴里·马歇尔用行动证明了他的理论——他得了胃炎。

又过了30年，来自柏林和爱尔兰的科学家把这两个来自不同研究领域的男人联系到了一起：马歇尔吞下的病菌里藏着波利尼西亚第一批移民的信息。这次没有人需要乘着木筏漂洋过海，也没有人需要喝下什么药水，科学家们学聪明了，他们跟几个生活在荒原的原住民，还有几个新几内亚的高地人要了点儿胃里的东西做样本。

好了，现在开始才是我要讲的故事。这是一个关于推翻固有认知的狂热的研究者、长着鞭毛的小不点还有一只饿狠了的大猫的故事。

全世界有一半的人胃里都有幽门螺杆菌。这个观点其实提出来还不是很久，而且刚提出来的时候，周围一片嘲笑声。怎么可能会有生物想要生活在这样一个致命的环境里呢？在这样一个充满破坏性极强的胃酸和消化酶的袋囊里？幽门螺杆菌却并不这么认为，因为它设计了两大生存战略。

第一，它可以生产出强碱的代谢物，中和掉周围的胃酸。第二，它可以钻进胃黏膜下面，胃黏膜本来的作用就是保护胃壁免受胃酸侵蚀，躲在胃黏膜下面便可以高枕无忧。胃黏膜本来是凝胶状的，但是幽门螺杆菌有办法液化胃黏膜，然后它就可以转动长长的鞭毛柔软地滑进去了。

马歇尔和瓦伦认为幽门螺杆菌是引起胃炎和胃溃疡的罪魁祸首。在此之前，学术界一致的观点是，这种胃病都是身心失调（比如焦虑）或者是胃酸分泌不调造成的。那时人们对细菌致病的认识，还仅仅停留在伤口感染、发烧和感冒上。所以，马歇尔和瓦伦不但要证明幽门螺杆菌可以在胃里存活下来，还要证明这个微小的细菌导致的疾病可远远不像普通伤口感染那么简单。

于是，身体健康的马歇尔做了个科学壮举，喝下了含有幽门螺杆菌的液体，"如愿"导致了胃炎。从他服用抗生素治好了胃炎，从而证明这是细菌惹的祸，到他的发现被科学界接受，经过了将近十年的时间。而今天，幽门螺杆菌测试已经成了胃病检查的常规项目。做测试的时候，医生会要求患者喝下一种特殊的液体，然后向一个仪器里吹气。如果胃里有幽门螺杆菌的话，它会分解掉液体里的一种化学成分，分解后产生的气体会随呼吸被呼出体外，然后通过仪器被检测到。对患者来说，就是喝东西、等待、呼气，挺轻松的一个测试。

让马歇尔和瓦伦都没有想到的是，他们不仅找到了胃炎的成因，还找到了人类最古老的"宠物"之一。幽门螺杆菌已经寄居在我们体内五万多年了，这五万年里我们进化，它们也一起跟着进化。随着我们祖先不停地迁移，它们也跟着一起迁移，并且发展出了新的种类。截至目前，幽门螺杆菌一共有三个非洲品种、两个亚洲品种和一个欧洲品种。两个人种之间隔得越远、交叉越少，他们胃里的幽门螺杆菌差异就越大。

随着奴隶贸易的兴起，非洲品种的幽门螺杆菌来到了美洲。同住在印度北部的佛教徒和穆斯林，体内却住着两个不同的品种。在工业国家，每个家族往往有自己家族的幽门螺杆菌，而在交往比较密集的社会里，比如非洲国家，同一地区大家胃里的幽门螺杆菌都是一样的。

并不是每一个有幽门螺杆菌的人都会得胃病（德国大约 1/3 的人都有幽门螺杆菌），但是大部分的胃病都是由幽门螺杆菌引起的。这是因为不同的幽门螺杆菌，它的危险程度也不一样。危险型的幽门螺杆菌有两个主要的特征：一个是"CagA"基因，负责产细胞毒素，这类菌株长有一个微小的针管，可以把毒素注射进细胞；另一个是"VacA"基因，负责产空泡毒素，它可以引起胃细胞形成空泡，使细胞坏死。如果你胃里的幽门螺杆菌有这两个基因里的一种，或者两种都有，那你得胃病的概率就比较大。其他不带这两个基因的幽门螺杆菌都没什么好担心的。

就算是再相似，每个人的幽门螺杆菌总还是有点儿不一样，因为这些细菌会根据不同的宿主来适应变化。利用这一特性很容易就能跟踪判断到底是谁把谁给传染了。大型猫科动物体内有一种只属于它们的螺杆菌类型（Helicobacter acinonychis）。这种螺杆菌与人体内的幽门螺杆菌非常相似，这不禁让人遐想联翩：这以前到底是谁把谁给吃了，才会互相交换了细菌？是我们的祖先先吃了老虎，还是老虎先吃了我们的祖先？

通过分析基因图谱，科学家发现，有几个基因是帮助螺杆菌牢牢依附在人的胃里的，这几个基因猫科动物体内的螺杆菌虽有，但是都没被激活；反过来，猫科动物体内活跃的基因在人体内也同样活跃。由此可以推断，果然是我们被吃了！我们的祖先身葬虎口的时候，老虎也把他肚子里的螺杆菌一并吃了进去。搬进老虎肚子的螺杆菌也很随遇而安，调整适应了下新的宿主然后就常住下了。由于我们的祖先，老虎也染上了螺杆菌，这样看也算是报仇雪恨了。

说了这么多，幽门螺杆菌到底在我们的体内想干什么？它到底是好的还是坏的？

幽门螺杆菌是大坏蛋

因为幽门螺杆菌在胃黏膜下栖息建窝，在那里搅来搅去，导致胃黏膜这个保护屏障变得脆弱，结果就是富有攻击性的胃酸不只是把食物消化掉了，还顺带着把自己家的细胞也消化掉了一点点儿。要是这些细菌还是带小毒针或者有空泡毒素的品种，胃细胞还要再遭受额外的摧残。感染幽门螺杆菌的人里，差不多有 1/5 的人胃壁上都有小的损伤，而大约 3/4 的胃溃疡和几乎所有小肠里的溃疡都是由幽门螺杆菌引起的。服用抗生素可以有效地杀死病菌，胃部的问题也会随之消失。如果不愿意服用抗生素，还有一个可供选择的治疗方法是服用萝卜硫素（Sulforaphane），这是一种从西蓝花里萃取出来的植物活性物质，它可以抑制幽门螺杆菌用来中和胃酸的酶。如果你想尝试一下用萝卜硫素来治疗的话，记得一定要选质量好的产品，而且在服用两周后一定要去医院复检一次，看看幽门螺杆菌是不是真的已经消失。

什么事一旦变成了慢性的就变得很烦人。就像被虫子叮了个包，如果一直痒个不停，很快你就会失去耐心，宁愿把皮抓破了也要挠个痛快。胃细胞里发生的无非也就是类似的事：得了慢性炎症后，细胞长期受刺激，烦都快烦死了，最后这些细胞干脆把自己解体了，一了百了。对老年人来说，慢性炎症会导致胃口越来越差。

损耗掉的细胞会被由胃里的干细胞制造出来的新鲜细胞迅速补充上。但如果需要补充的细胞太多，干细胞负荷过重，忙中出错产个癌细胞也是有可能的。差不多 1% 的幽门螺杆菌携带者会患上胃癌，1% 的概率听上去还挺低的，但是请想想，全世界差不多有一半的人口都是幽门螺杆菌的携带者，即使是 1% 也已经多到可怕了！相较而言，没染上幽门螺杆菌的人患胃癌的概率是感染者的 1/40。

由于发现了幽门螺杆菌以及它在胃炎和胃溃疡等疾病中扮演

的角色，马歇尔和瓦伦于2005年被授予了诺贝尔生理学或医学奖。从喝下实验室的细菌试剂到喝下诺贝尔奖的庆功酒，中间经历了整整20年的时间。

发现幽门螺杆菌与帕金森病之间的关联，则花了更长的时间。虽然20世纪60年代医生们就已经判定帕金森患者多伴有胃部的并发症，但是他们完全没有把这两个病症联系起来，也是，胃炎和手抖差得是有点儿远了。直到有人对关岛上居住的各个组群做了一个调查实验后，才给帕金森病的研究指了条明路。

关岛上的某些地区，帕金森病暴发率奇高。患者的症状主要为手抖不止，表情呆滞，行动缓慢。经过调查，科学家发现这些帕金森高发地区的居民都很爱吃一种铁树籽。这个铁树籽中含有一种神经毒素，而幽门螺杆菌也能释放一种和这个毒素几乎一样的物质。都不用给小白鼠感染活体的幽门螺杆菌，单单给它们摄入细菌的萃取物，就已经能在它们身上观察到与爱吃铁树籽的关岛患者身上类似的症状。当然，不是每种幽门螺杆菌都会生产这种毒素，但是如果它能生产，那肯定不是什么好事。

总而言之，幽门螺杆菌不但会降低胃黏膜的保护力，刺激、破坏胃细胞，还会释放毒素对全身造成伤害。为什么五万年了，我们的身体却没有进化出什么预防它的良招？免疫系统又怎么能容忍得下它这样为所欲为呢？

幽门螺杆菌是好同志

在针对幽门螺杆菌最大型的一个实验里，科学家得到了如下结论：幽门螺杆菌，尤其是那些带着小毒针的危险品种，其实对我们的身体也有不少好处。通过对10000多个实验对象长达12年的观察，科学家发现，虽然危险品种的宿主患胃癌的可能性提高了一些，但是他们得肺癌和中风的概率却大大降低了。确切地说，与其他参加的实验对象相比差不多降低了一半。

其实在这个实验之前，科学家都已经在猜测了，觉得身体既然可以容忍这个细菌这么长时间，那它总得有些什么优点。在拿小白鼠实验的时候就已经发现，幽门螺杆菌可以保护幼鼠免遭哮喘折磨。一旦给幼鼠喂食了抗生素，这层保护就消失了，幼鼠们又会患上哮喘。这种保护功能在成年鼠的身上也能观测到，只不过效果没有幼鼠那么明显。虽然人和小白鼠不一样，但是这个实验的结果很符合工业国家人们身体素质发展的普遍趋势：感染幽门螺杆菌的人口比例在下降，但同时患有哮喘、过敏、糖尿病和神经性皮炎的人口比例在上升。当然，这个趋势还远远不足以证明幽门螺杆菌就是哮喘病的克星，但是它可能在里面起到了一定的作用。

于是，科学家提出了一个假设：幽门螺杆菌可以帮助舒缓免疫系统。幽门螺杆菌附在胃壁上，刺激了调节性T细胞的生成。调节性T细胞是一群具有负调节机体免疫反应的淋巴细胞，当免疫系统突然反应过度、小题大做的时候，它的作用就是拍拍免疫系统的肩膀，跟它说："你去歇一会儿，这里我来吧。"这就是它被叫作"调节"细胞的原因。

[免疫系统出场] 面对花粉突然失控："谁让你钻进我的肺里的，你给我走！走啊！"

[作为免疫系统失控的代价，它的主人一把眼泪，一把鼻涕，过敏到不能自已]

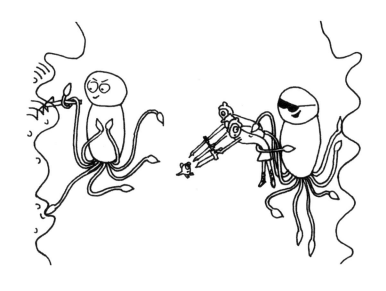

[调节性 T 细胞出场] 轻轻安抚免疫系统："好了啦，花粉又不是故意的，它也不想钻进来。只是它在寻找可以授粉的花朵时迷了路，找不到花朵，结果来了这里，它也很难过的，你就谅解一下。"

请原谅我自行脑补了一个琼瑶剧本出来……但大概就是这个意思。身体里这种调节细胞越多，免疫系统就越稳定、放松。

如果一只小白鼠的体内受幽门螺杆菌刺激扩充了很多调节 T 细胞，那甚至不用做别的，只要把这些细胞转移到另一只小白鼠身上，就已经可以治愈它的哮喘了。这种方法可要比用迷你喷雾剂给小白鼠喷哮喘药来得轻松多了！

除了哮喘，幽门螺杆菌的携带者患湿疹的概率也要低很多，差不多能低 1/3。也许之所以当今越来越多的人得了肠炎、自身免疫性疾病或者其他慢性炎症，就是因为我们在不知不觉中把这个和我们共同生活了几万年的小伙伴给抛弃了。

幽门螺杆菌让人又爱又恨

幽门螺杆菌有很多能力，也有很多不同的面，所以很难简单地概括它到底是好还是坏。最关键的还是要看它在每个人的体内都担当了什么样的角色：是释放了有毒物质伤害我们的身体，还是间接保护了我们的身体？然后还要看我们的身体对它又是什么态度：是觉得长期受它折磨，还是已经拿它当自己人，为它为自己都准备了充足的胃黏膜？除此以外，镇痛剂、烟草、酒精、咖啡或者长期压力也会刺激胃黏膜，它们又扮演着什么样的角色？胃部问题的最终出现，会不会是因为我们胃里的"宠物"不能适应现代生活的刺激？

世界卫生组织强烈建议重视胃病，出现胃部问题时一定要好好地咨询医生，彻底找到致病根源。如果家族有胃癌、特定的淋巴癌或帕金森病史的话，幽门螺杆菌还是清除掉比较好。

索尔·海尔达 2003 年在意大利过世，终年 88 岁。还记得他提出的波利尼西亚移居的理论吗？如果再多活几年的话，他就能看见自己的理论是如何被幽门螺杆菌证明的了：幽门螺杆菌的两种亚洲品种先后两波占领了新大陆，而且确实是通过东南亚航线传播出去的。尽管南美水手移民的理论在这里没法被证实，但是谁知道以后我们又会发现什么细菌，让我们又想起索尔·海尔达的波利尼西亚群岛了呢？

弓形虫：让人忘却恐惧的"喵星"来客

一个 32 岁的女人拿出从超市买的廉价剃须刀片，朝着自己的手腕内侧划了一下，她享受这种疼痛的刺激。

一个 50 岁的跑车狂热分子，狠踩油门，全速撞向了一棵树，当场死亡。

一只老鼠跑进厨房，径直跑向了猫的食盆，成了猫午餐时飞来的熟鸭子。

这三个故事到底为什么听起来这么像？

因为他们内心的召唤不仅仅来自他们的身体，这个本来应该被他们呵护也只想为他们好的身体，还来自别处，一个原本从猫的肠子里来的魔鬼。

猫的肠子是弓形虫（Toxoplasma gondii）的故乡。这个小小的生物虽然是单细胞，但居然也算是动物了，因为它的遗传基因和细菌相比要复杂许多，细胞膜的结构也不一样，而且它的人生要比细菌精彩太多。

猫是弓形虫的最终宿主，它在猫的肠子里繁衍生息。其他所有的动物都只是帮助弓形虫从一只猫过渡到另一只猫的"出租车"，科学名词叫"中间宿主"。一只猫一生中只会被弓形虫感染一次，也只有在它被感染的时候才会对我们构成威胁。年纪较大的猫咪一般已经被感染过了，所以不再具有传染性，而刚刚被感染的猫咪就不一样了，弓形虫会随着它的便便一起被拉出来。当在猫砂里面孵化两天后，弓形虫已经做好了效力下个真命天"猫"的准备，可是左等右等，等来的只有忠心铲猫屎的仆人。那好吧，既然等不来猫殿下，那就搭上仆人这个计程车，看看下次有没有什么机会吧。在转移到最终宿主身上前，弓形虫可以在中间宿主的体内最多等上 5 年。当然，这个中间宿主不一定非是养猫的人，也可以是和它在同一片花园、田地里活动的其他动物。或者如果它的宿主死掉的话，它当然也会跟着一起死掉。弓形虫的一个主要感染途径是食用生食。一个人感染弓形虫可能的时间长短大致与自己的年龄大小相当。全世界大约有 1/3 的人身体里都寄宿着弓形虫。

弓形虫属于寄生生物，因为它没法独立地生活在土地里、水里或者树上，它必须住在一个生命体里。我们称这种生物为寄生虫，因为它们白吃白住，从来没有什么正面意义的回报给我们。相反，它们还有可能伤害到我们，甚至还会利用我们去感染周围的人。

对健康的成年人来说，弓形虫不会有什么太大危害，有的人会以为自己得了轻微的流感，而大多数人可能连症状都不会有。大部分人不会意识到这对他们的身体有任何的影响。感染弓形虫后，它会变成组织囊肿被隔离，然后进入一个长长的冬眠状态，尽管我们的余生中它都会在那里，但它还算是个安静本分的"房客"。而且，如果我们已经被感染了一次，我们就不会再度被感染了，就好像我们的身体上被贴了"已出租"的标签似的。

但是如果在怀孕期间感染弓形虫，那就大事不妙了。弓形虫可以通过血液感染胎儿，而免疫系统之前没见过弓形虫，所以也来不及阻止。当然，不是说母体感染胎儿就一定会被感染，但是一旦被感染上，就会对胎儿造成严重或者致命的伤害。如果能及早发现感染，还是可以用药治疗的，但是大多数人感染的时候根本没感觉，所以发现感染的概率实际上并不高，最佳的治疗时机因此也总是被错过。在德国，弓形虫检查甚至都不算怀孕检查的常规项目。如果医生在第一次孕检的时候问你是不是养猫，那一定是个好医生，你可千万别以为他只是在跟你随便地闲聊，记得要好好地回答他。

这就是家里有孕妇的时候，猫砂每天都要清理干净（孕妇可千万别自己动手）、最好不要吃生肉、水果和蔬菜必须洗干净的原因。弓形虫的患者并不会感染其他人，只有从猫咪肚子里拉出来的新鲜弓形虫才具有传染性，但是它们可以存活很长的时间，比如在没被处理掉的猫屎里，又如在刚打扫完猫屎的手上。所以，从幼儿园就开始学的"讲卫生勤洗手"真的是句如假包换的至理名言。

似乎只要不是孕妇，感染弓形虫也没什么大不了的。多年来，谁都没对这个不速之客重视过，直到琼安·韦伯斯特（Joanne Webster）带着她的小白鼠出现，这一切才被彻底改变。20世纪90年代，琼安·韦伯斯特在牛津大学任职期间做了一个很简单却实在很了不起的实验：她找来四个小盒子，在周围围上一圈栅栏，又在每个小盒子的角落里放了一个小碟儿，碟儿里分别盛了老鼠尿、水、小白兔尿和猫尿。如果是一只正常的老鼠，不管它这辈子有没有见过猫，它都会避开猫尿绕着走，这个是它们对危险天生的直觉，已经牢牢地编进了生物程序里。另外，在啮齿动物中还有一句警告语，一般来说，所有老鼠的行为如出一辙，都是先伸头打探一下，然后立刻躲到没有危险尿液的小盒子里。

但是，琼安·韦伯斯特的实验里出现了例外——小白鼠的表现和平时完全相反，它们变得充满冒险精神，把各个盒子跑了个遍，居然还进入装有猫尿的盒子并在那里流连了半天，这根本就是逆天了！通过长时间的观察，琼安·韦伯斯特甚至断定，比起其他盒子，小白鼠们更喜欢待在盛有猫尿的盒子里，就好像世界上没有比猫尿更刺激的事似的。

明明是从地狱飘过来的气味，为什么一下变得如此有吸引力？为什么小白鼠一下变成了自身终结者的狂热粉丝？韦伯斯特知道这背后的秘密，因为这些小白鼠都感染上了弓形虫，除此之外，它们和其他小白鼠没有区别。弓形虫驱使着小白鼠带着它自告奋勇地奔向它的最终宿主——猫的嘴里。真是让人不寒而栗的阴谋诡计！

这个实验在科学界得到了无数的关注，好几个实验室都效仿着做了同样的实验，因为他们都想亲自鉴定一下，这个实验的流程是不是完全合理，结果到底可不可信。最终所有的实验结果都再次证明了韦伯斯特的正确性。除此以外，他们还发现，感染了弓形虫的小白鼠们虽然面对猫尿毫无畏惧，可是见了狗尿就立刻会显出尿样儿。

科学界这下算是彻底炸锅了：一个小小的寄生虫怎么能让哺乳动物的行为发生180度大转弯？生存还是毁灭，这不是一个问题——至少对一个没有感染寄生虫的高级生物来说绝对不是。答案不是明摆着的嘛。

从小型哺乳动物到大型哺乳动物（人类）之间只有一步之遥。弓形虫是不是也可以影响我们做出错误的反应，丧失对死亡的恐惧。做出"猫食"般的自杀行为？科学家们想出一个方法来，可以间接回答这个问题：他们从交通事故的现场抽取血液样本，然后看看这些肇事者的体内有没有携带弓形虫。他们想知道，弓形虫患者出交通事故的比例会不会比较高。

答案是：会。感染上弓形虫的人，出交通事故的比例确实要高一些，尤其是当宿主的临床症状比较明显的时候（弓形虫没有进入冬眠状态）。已经有三个小实验和一个大型实验证明了这点。

在大型实验里，科学家对 3890 名捷克新兵进行了弓形虫检测，并且在随后的几年对他们进行跟踪记录。科学家发现，在出交通事故的士兵里，主要的风险因子有两个：一个是弓形虫感染症状明显；另一个是有某一特定的血型（猕因子 Rh 阴性）。血型也是感染寄生虫病的一个重要影响因素，有的血型就比其他血型更能够预防暴发性感染。

那喜欢用剃须刀片自虐的那个女生又是怎么回事？为什么她看到自己流血的时候不会害怕？为什么她在切开自己的皮肤、肌肉、神经的时候不觉得疼痛难忍？为什么自虐的疼痛感会成为她日常享受的快感？

科学界对此有着不同的解释，其中的一种就是弓形虫。一方面，弓形虫的代谢产物可以和大脑中某一特定的受体结合，发出懒散的信号，让人变得没有动力。这个受体和止疼药的受体是同一个，作用原理和止疼药也差不多。在这种跟服了止疼药差不多的半麻痹状态下，平时的切肤之痛可能都没法很真切地感觉到了。另一方面，当我们感染了弓形虫后，免疫系统为了保护我们免受寄生虫的危害，会激活吲哚胺 2，3- 双加氧酶（IDO）。IDO 通过耗竭细胞内或者其微环境中的色氨酸而逼迫弓形虫进入冬眠状态（因为弓形虫喜欢吃色氨酸）。可惜色氨酸也是身体制造血清素所必需的物质。（血清素还记得吧？就是幸福荷尔蒙，少了它就会引起抑郁）因为 IDO 光想着把寄生虫清理掉，结果导致大脑里少了血清素，情绪自然好不了。

我们的身体还是很聪明的，它会自己权衡利弊：如果寄生虫进了脑子，那就必须要好好处理掉，心情不好也管不了了。激活 IDO 就是这种紧急状况下的妥协措施。我们的身体有时也会利用

IDO 给自己的细胞斋戒一下。比如，怀孕期间 IDO 也会被激活，只是在和胎儿有接触的地方，因为 IDO 可以切断这里免疫细胞的营养补给，避免它们过于活跃，不然对免疫系统来说还是半陌生的小宝宝可就有罪受了。

由 IDO 造成的心情不好真的能够引发自杀行为吗？或者这么问吧，到底是什么会让人产生自杀的想法？寄生虫到底施了什么咒语，可以让我们克服与生俱来的恐惧开始自我伤害？

恐惧感在大脑里属于杏仁核的管辖区域。眼睛和杏仁核之间直接通过纤维连接着，所以人们看到蜘蛛时马上就能感到害怕。甚至即使是位于后脑的视觉中枢受损成了盲人，我们并不能真的再"看见"蜘蛛，但是仍然能够通过眼睛"感觉"到它。如果杏仁核受到损伤，我们就没法再感受到恐惧。

弓形虫在中间宿主家最喜欢寄居的地方是肌肉和大脑，准确地说，在大脑中是在三个地方（按居住频率依次递减）：杏仁核、嗅觉中枢和位于脑门后面的大脑区域。杏仁核之前已经说过了，主管恐惧感；嗅觉中枢很可能解释了为什么小白鼠会喜欢上猫尿的味道；至于脑门后的脑区域，这个解释起来就有点儿复杂了。

这片脑区每时每刻都在创造新的想法。在一个实验里，研究人员一边让实验对象回答关于信仰、人格和道德这类高认知要求的问题，一边扫描他大脑各区的活跃度，脑门后面的脑区活动尤其明显。根据大脑研究领域的理论，"脑海里闪过无数个念头"的区域就是指这片脑区："信仰到底是什么？我父母为什么会这么虔诚？""现在还在开会，可是我好想把面前的这块蛋糕吃完。""我好想喝杯茶看会儿书。""我现在就是想加速到 150 千米。""我就是想拿起这把剃须刀。"这些无数的念头，哪个取得了胜利，哪个就会被执行。所以，弓形虫挑选这里当寄居地并不是随随便便的决定，在这里它可能甚至可以直接为自残自杀的念头推波助澜。

如果琼安·韦伯斯特的实验没有在人类身上复检的话，那说了那么多也近乎白说。所以，这次实验里要把小白鼠换成人类，再把各种动物的尿闻一遍。不管是男人还是女人，如果感染了弓形虫，对猫尿的感受和没有感染的人相比会明显不同，其中男人又比女人对猫尿的气味要热衷得多。

嗅觉是最基本的感官之一。很奇怪的是，人们可以梦到所有其他感觉，唯独没有气味。梦是没有气味的。气味直接连着感觉，这点除了弓形虫知道，松露猪也知道。松露闻起来就像是一头性感无比的松露公猪，所以法国人要找松露的时候，就会带着母猪一起，因为当它们嗅到松露的味道时，会误以为是自己的梦中情人，结果掘地三尺挖出来的居然是一个蘑菇……唉，这世界上怎么可能有那么多的白马王子呢？所以这样想想，我觉得松露贵也有贵的道理，它里面可是载满了母猪对爱情的绝望和伤心。松露猪用自己的感情说明了一个事实：气味可以产生吸引力。

有些品牌也利用了这个效应，行话称之为"气味营销"。一个美国服装品牌甚至还在店里喷满了性信息素[1]，也难怪这家店门口总是排着一大长排的少男少女。幸亏这家店没放在养猪场旁边，不然的话，还等不到少男少女排队进门，这家店就要被正当年的猪们给踏平了……

如果另外一个生物可以改变我们对一个气味的感知，那它是

---

1. 性信息素：进行两性生活的动物为互相识别而释放出的物质，通过此种物质可使雌、雄接近，并使其交尾。

不是也可以随之改变我们对这个世界的认知？

有一个病的主要症状就是认知和世界的实际情况有出入，也就是产生错觉或者认知障碍，这个病就是精神分裂症。比如，患者会觉得有蚂蚁正顺着他的背往上爬，但他的背上其实什么都没有。或者他们会产生幻听，并且毫无反抗地听从这个幻听的指挥。全世界有 0.5% ～ 1% 的人都患有精神分裂症。

对这个病和这个病的成因到现在我们都还不是很了解。大部分这方面的药物都是通过降低大脑中过量的某种信号物质来达到效果的，这个物质就是多巴胺。弓形虫自带的基因可以影响脑子里多巴胺的生成。并不是所有精神分裂症患者都感染了弓形虫，弓形虫也不可能是造成精神分裂症的唯一原因，但是在精神分裂症患者中，弓形虫宿主所占的比例比在正常人群中的比例要高出一倍。

理论上，弓形虫可以影响我们对恐惧、气味的感知和行为。从交通事故、自杀倾向和精神分裂症的比例来看，弓形虫并不真的只是个老老实实的寄居客。这些发现要想应用到日常问诊用药中，还要假以时日，因为有些猜想还要被证实，治疗方案也还要再好好地研究一下。这种漫长的科学认证有时候需要以生命为代价，从发现抗生素到在药房里可以买到它耗费了好几十年的时间。但是这个周期也是无法避免的，有的时候甚至还应该再长一点儿，这样就不会有安眠药 Contergan[1] 如此骇人听闻的事发生了。

---

1. 德国历史上最大的一起药物丑闻。20 世纪 50 年代末，由 Gruenenthal 公司生产的安眠药 Contergan 投入市场，这种安眠药的说明中特别指出此药适用于孕妇。结果在随后的几年内，仅在德国就有近 5000 个新生婴儿有严重的先天性肢体畸形，而这些身体畸形的婴儿的母亲们无一例外地曾服用过 Contergan。1961 年 11 月底，Contergan 被德国政府禁止销售并撤出市场。

弓形虫对我们的影响比我们以前所知道的要大得多。这个发现开启了一个医学研究的新时代，一个连猫屎都有发言权的时代——生活里看似不相关的事情之间其实都有千丝万缕的联系。我们的饮食、宠物和体内微生物的世界拼出来的又到底是一张怎样的图片？

读到这里，是不是觉得有点儿毛骨悚然？也许是有点儿。但是不是也让人很兴奋？我们正在一步一步地解码这个到目前为止一直被叫作"命运"的生命程序。我们可以用自己的知识来护航未知的命运，这个做起来并不是很难，有时候只要一把猫屎就够了，有时候只要把肉煎透、把水果蔬菜洗干净就好。

蛲虫：一生总会遇见一次的过客

有一种白色的小虫子，差不多有 1.5 厘米长，有些还有尖尖的尾巴，特别喜欢到我们的肠道里做客。全世界每两个人中就有一个人，在一生中至少被它"拜访"过一次。对有的人来说，它就是匆匆过客，毫无感觉；但对有的人来说，它就是个彻头彻尾的不速之客，还没法和别人倒苦水。如果赶巧的话，你还能看到它从肛门里探出头跟你打个招呼。为了配合我们，它们几百年来专门进化出了特殊的行为方式。只要你长了嘴、长了手指，它就有可能到你家做客。

这是怎么回事儿呢？我还是来倒着说说吧：怀孕的蛲虫女士希望给它的卵一个安全的未来，但是这件事可不太容易，因为它必须让人类先吞下它的卵宝宝，然后让它们在小肠里孵化，这样才有可能作为成虫来到大肠。可是现在这个大腹便便的准妈妈正坐在肠道的末端，与宝宝卵要去的方向刚好相反，简直全世界都在跟它唱反调！于是它问自己，到底怎样才能回到口腔里？最后它想出了一个好主意，这是生物最本能的智慧——适者生存的智慧。

蛲虫女士了解到，我们什么时候要休息，什么时候会躺下一时半会儿不起来，所以它专门挑中了这个时候起身爬向肛门，把卵产在肛门口许许多多的小皱褶里，然后开始不停地扭来钻去，直到弄得我们瘙痒难忍。经验告诉它，现在是时候爬回肠子里了，因为很快会有一只手指伸过来，目的只有一个，就是挠痒！之后它会小心地从肛门里探出头，把卵往痒的地方推一推。发出瘙痒信号的神经在这时候会再度报警："快挠我！"我们则会老老实实地听从命令，果断去救火并顺利成为蛲虫卵的搬运工。之后，蛲虫妈妈就可以高枕无忧了，因为它的宝宝已经搭上了去口腔的特快列车。

我们什么时候挠完屁股最不可能去洗手？当然是睡觉的时候，要不我们太累懒得站起来，要不我们已经睡着了，挠痒这个举动都是无意识发生的。这个时间也正是蛲虫产卵的最好时机。下次你在梦里啃手指啃得津津有味的时候，就是蛲虫妈妈在一旁窃喜的时候。现在是不是突然觉得胃口全无了？别呀，这又不是你第一次吃动物卵了——鸡蛋也是鸡的卵啊，只不过一个大一点儿一个小一点儿，一个一般煮熟了才吃，一个直接生吞。

像这种不请自来，直接在我们肠子里安家落户的寄居客，简直就是尴尬的难言之隐。如果跟朋友诉苦水的话，大家一定会像看怪物一样看你，那眼神就好像在评价你的生活有多么脏、乱、差。在这一点上，蛲虫还是有一点点儿不同的，它们会在早上定点叫醒我们，给我们的免疫系统做做按摩，而且也不会跟我们抢粮食。

当然，留蛲虫常住并不是明智的选择，但是一辈子招待它们一次也没有那么糟。科学家们甚至猜测，小朋友如果感染蛲虫的话，可以帮助他们避免日后得严重的哮喘或者糖尿病。所以这样看来，我们应该欢迎蛲虫女士和蛲虫先生的大驾光临。但是请记住，好客热情也要有个度，如果客人不自觉妨碍到了你，那就要立刻毫不留情地请它们走人。如果发生以下三点，就意味着下逐客令的时间到了。

1. 晚上睡不好觉，白天注意力不集中、神经脆弱。
2. 异位寄生，就是虫子们迷路了，跑去了不该去的地方（比如尿道或者阑尾）。虽然它们不是故意的，但是在肚子中养个路痴虫子实在是太危险了，简直就是个不定时炸弹。
3. 肠子本来就很敏感，或者虫子过分活跃导致肠子变敏感。每个人的表征也会有些不同：便秘，腹泻，肚子疼，头疼，恶心，或者也有可能什么表征都没有。

只要你符合以上任何一点，最好立即去看医生。到了医院，医生很可能会给你一卷透明胶，并且贴心地告诉你："就往肛门那里贴，多贴几条，贴完撕下来交化验室化验。拿了化验单再来我这里。别忘先缴费。"虫卵无非就是一个个的小球，透明胶可以把它们牢牢粘住，最关键的是一定要在早上粘，因为那时候蛲虫女士差不多已经把卵产下并在肛门周围安置好了。千万不要在洗完澡之后再粘，洗澡的时候你都用水把人家整锅卵给端了，还哪有什么剩下给你粘的。所以要粘就早上粘，醒来以后第一个碰到屁股的必须是透明胶。

显微镜下的虫卵是椭圆形的，如果卵内孵化出了幼虫，卵的中间能看到一条线状物。医生会根据感染的程度开出药方，其中最典型的一个药物是甲苯达唑，它的作用原理很简单，就是以牙还牙，以眼还眼。

甲苯达唑是种口服药。在从口腔到肠道的路上它会遇到跟它同路的小蛲虫们。这些蛲虫当然也有口腔和肠道，甲苯达唑于是进了蛲虫的嘴巴，之后仍然遵循同一路线——从嘴巴到肠道。甲苯达唑对虫子肠道的伤害比对我们的要大得多，它为虫子们制定了严格的减肥餐——让它们没法摄取糖分。而虫子想活命就必须吃糖，所以这顿减肥餐就成了它们最后的晚餐。笼统地说，这些不速之客最后被我们用甲苯达唑给活活饿死了。

蛲虫卵能存活很长时间。为了配合药效，你得杜绝啃手指。如果保证不了这点，那你至少应该尽量把身边的虫卵数保持在最低状态。首先就是勤洗手。然后每天都要换床单和内裤，换下来的贴身衣物和床单要用60摄氏度以上的水清洗。瘙痒难忍的时候就抹药膏，反正尽量避免用手去挠。我妈坚信，每天吃瓣儿大蒜虫子就会消失，反正我是没找到科学依据。但是到什么温度该穿什么衣服也没有科学文献，我妈在这方面却总是对的，我就先姑且认为这都是劳动人民生活中的经验智慧。如果试完了所有的这些方法还是没能彻底除掉虫子，那你还是赶紧再去趟医院吧。虫子嘛，肯定可以除掉，你也不用太气馁，这起码说明有人爱你的肠子爱到欲罢不能。

清洁卫生和益生菌

我们都想保护自己和家人不受危害侵袭。谁也不会自愿染上沙门氏菌或者幽门螺杆菌，更没有谁想让肚子里住满"发胖"菌或者能引起糖尿病和抑郁症的微生物。只有我们自己才能保护自己：吃生食的时候要格外小心，也不要随意亲吻陌生人，手上碰完致病原后要用热水好好地冲洗。总之，最有效的保护方法就是清洁！清洁！！再清洁。但是，这里所说的清洁可不是通常意义上的那种一尘不染。

你可以把肠道里的清洁类比为树林里的清洁。再有洁癖的人也不可能想拿块抹布把一片树林擦个遍吧。如果一片树林生态平衡，那么它就是清洁的。这种生态的平衡也可以通过人工来促成，比如在这里种些新树，希望它们可以茁壮成长。甚至你也可以挑一些自己喜欢的植被，然后悉心照料它，帮助它生根发芽。有的时候树林里也会有一些烦人的害虫，这时候就需要好好权衡一下，情况真的严重的话还得用上化学制品。杀虫剂虽然在对付害虫方面真的可以立竿见影，但是千万不要拿它当空气清新剂，没事就喷两下子。

清洁卫生应该从日常生活的点点滴滴做起，但是什么是真的需要清洁，什么又是过分清洁呢？给身体里面做保洁主要有三个利器：抗生素、益生菌和益生元。"益生菌"（probiotics）一词最早源于希腊语"for life"，意思是对生命有益。它是指可以食用的、对健康有益的活性微生物。"益生元"一词也来自希腊语"before life"，意思是在生命之前。它是指可以在大肠里刺激益生菌活化或生长的食物。抗生素的希腊语是"Anti bios"，意思是"反对生命"，所以抗生素的作用是把所有细菌杀光，坏细菌自然也会被消灭掉。

日常清洁：到底多干净才行

干净的感觉其实大部分是在脑子里面产生的。薄荷糖清凉宜人，擦过的窗户干净明亮，洗完澡后躺在新换的床单上，干净的感觉真是像天堂般美好。我们喜欢闻肥皂的味道，喜欢触摸光滑的表面，喜欢消毒剂带来的安全感——安全地远离一个看不见的病菌世界。

130年以前，在欧洲，人们发现肺结核原来是由细菌引起的。这是细菌第一次走进公众的视线，以一种有害、危险而又看不见摸不到的形象为人们所认识。很快欧洲颁布了新的规定：患者必须隔离开，避免传染给其他人；学校里开始严禁吐痰；亲密接触最好避免，共用一块手帕更是绝不提倡；另外，亲吻仅限于"恋人间的情不自禁"。这些规定听起来有点儿滑稽，但到今天它已经深深包含在了社会秩序的方方面面：就是从那时起，吐痰被认为是一种没教养的行为，毛巾和牙刷变成了严格的私人物品，与其他国家文化相比，人与人之间的距离感也大得多。

通过禁止随地吐痰就可以阻止一个致命疾病的传播，确实是件该提倡的事。这条规矩于是就深深地烙在了人们的脑海里，不遵守它的人会被人讨厌，因为他危害到了别人的健康。于是一代传一代，不随地吐痰成了社会的基本准则。保持个人的清洁卫生也在社会上推广开来，人们努力给乱糟糟的生活带来一些秩序。汉高公司[1]（Henkel）有句话说得好："垃圾只是东西放错了地方而已。"

在那时候，去浴场洗澡还只是富人们才可以享受的，直到20世纪初，在德国，医生规定每个人每周必须洗一次澡。大公司开始给自己的员工建淋浴间，并免费提供肥皂和浴巾。其实从1950年开始，每周洗一次澡的规定才真正地得以实施起来。老百姓一般都是每周六洗澡，一大家人用同一盆水，因为爸爸工作最辛苦，所以爸爸可以先洗，爸爸洗完了其他人再一个接一个地洗。那时候人们对清洁的认识还停留在除脏和除臭。随着社会的发展，清洁的概念也变得越来越抽象。现在让哪家人用一盆水洗澡根本就是不可想象的事。除了洗掉能看见的污垢，我们打扫卫生的时候还会用消毒剂来擦拭，尽管擦前擦后肉眼看不出任何变化，但是没人会质疑这个钱花得值不值。

翻开报纸、打开广播，到处都是些耸人听闻的新闻，比如今年又有什么危险的流感病毒啦，哪里又发现抗药性的细菌新品种啦，或者哪家食品厂又爆出了大肠杆菌的丑闻了。好像到处都是看不见的危险，处处都有地雷。今天这个因为大肠杆菌不吃沙拉了，明天那个决定去洗"全身消毒浴"，每个人都用不同的方法来

---

1. 德国汉高公司，1876年9月26日创建，世界500强公司之一。汉高公司的业务重点在于应用化学。

安抚自己内心对病菌的恐惧。在我们评判每个人做的对与错之前，应该先弄清楚，这些恐惧到底源自何方。

有洁癖的人在打扫卫生的时候就只遵循着一个原则——扫除一切、杀死一切，虽然也不知道杀死了什么，但是肯定那不是好东西。事实上，这样彻底打扫的时候确实杀死了所有的东西，不仅仅有坏的，还有好的。这种清洁方式实在是不可取。事实上，一个国家越干净，那个国家患过敏和免疫系统疾病的人就越多。一个家越是干净无菌，这家人患过敏和免疫系统疾病的可能性就越高。30 年前在德国，差不多每 10 个人里面才有一个人患有某种过敏症，而今天，每 3 个人里面就有一个过敏的。但是相比之下，细菌感染致病的比例却没有下降。今天的科学研究给打扫卫生带来了新的定义：干净并不是指要把有害的细菌都赶尽杀绝。

这个世界 95% 以上的细菌都对我们无害，而且其中的很多甚至还对我们有益。其实一般家庭里面根本就用不到消毒剂，除非家里有人得了传染病，或者狗狗在客厅地板上拉了一坨大便。那要是生了病的狗狗在地板上拉了一坨大便怎么办？那你就尽情发挥想象力"作（zuō）"吧，蒸汽吸尘器、小型喷火器，实在不行用消毒液把家里淹了……我开玩笑的，你可要悠着点儿啊……如果家里地板上只是有几只鞋印，那在水里加几滴清洁剂就已经可以清除地板上 90% 的细菌了。这样无害的地板居民还有机会重建家园，至于坏的细菌本来就少，这样一拖应该就所剩无几了。

所以，打扫卫生的意义在于有效减少细菌数量，而不是完全消灭它们。即使是坏的细菌也可以为我们所用，比如它可以帮我们训练一下免疫系统。比如，洗碗池里的几千个沙门氏菌，对免疫系统来说就是参观动物园，只有当沙门氏菌繁殖过快的时候，它才开始变得危险。有害细菌会大量繁殖的三个条件包括：封闭的空间、潮湿温暖的环境和唾手可得的养料。为了避免这种情况的发生，我可以提供给你们几个简单又实用的生活小窍门：稀释、烘干、温度和清洁。

稀释

稀释这种方法也常被应用在实验室里。在实验室里，我们用液体把细菌稀释到不同浓度，然后滴在螟蛾幼虫的身上，如果它生病了就会变色。这样我们就可以清楚地看到，什么细菌从什么浓度会让螟蛾幼虫开始产生病变，有的螟蛾幼虫从每滴1000个就开始产生病变，有的从每滴1000万个才开始有反应。

在日常家务里，清洗瓜果蔬菜也是用了稀释的方法。通过水洗，从泥土中带上来的大部分细菌都被冲掉了，剩下的那一点点也已不成气候。在韩国，主妇们还会在淘菜的水里加一点点醋，让细菌在这种酸性环境里的日子更难过一点。另外，给房间通风也是应用了稀释的方法。

如果餐具冲洗完了以后你又用洗碗布在上面抹了一圈的话，可能这个意图是好的，但是实际效果就跟你用舌头在盘子上又舔了一圈一样。因为洗碗布温暖、潮湿，里面充满了细小的食物残渣，听上去是不是很像微生物的天堂。要是你在显微镜下观察过洗碗布的话，估计你这辈子用它的时候都会有心理阴影了。

所以，洗碗布只适合用来擦洗掉碗碟上大块的污渍，之后一定要用水再好好地把餐具冲一下。厨房里的抹布、手巾也是一样的，一定要彻底清洗干净之后晾干，否则它们也会成为细菌完美的大本营。

烘干

细菌在干燥的表面是没法繁殖的，有的细菌甚至会旱死。刚刚擦过的地板在干了以后是最干净的。用墩布拖过的地板再进行烘干是最干净的。香体剂的使用也是同样的道理，腋下涂完香体剂以后不利于细菌繁殖，于是体臭自然就淡了。干燥真的是件美好的事。食物适当地烘干以后就可以保存很久的时间都不会坏，比如面条、麦片、饼干、葡萄干、红豆和肉干都是运用了这个储存技巧。

温度

大自然每年都会好好地冻上那么一段时间，那就是冬天。对细菌来说，这是每年最难熬的日子。用冰箱储存食物，我们可以让细菌的日子每天都像冬天一样难过。但是冰箱里总是存放着各种各样的食物，即使温度低一点儿，也还是细菌的天堂，所以冰箱里的温度最高不能超过 5 摄氏度。

不只低温，高温对细菌的打击更是毁灭性的。大部分的东西在常温下洗洗就可以了，这是运用了之前说过的稀释原理。但是处理厨房抹布、内衣或者病号的衣物时，除了稀释，不妨再用高温（60 摄氏度以上）加一道保险栓吧。超过 40 摄氏度，大部分的大肠杆菌就会死掉，而到了 70 摄氏度的时候就连顽固的沙门氏菌也会挂掉。

清洁

"清洁"是指把表面的一层由油脂和蛋白质组成的薄膜清除掉。这样所有包裹在这层薄膜里，或者藏在薄膜下的细菌就可以一并被带走了。

"清洁"这件事可简单可复杂。大多数情况下，清水加清洁剂就够了，但有的时候却必须要做到极致。比如药厂的流水线，尤其是要直接注射进静脉的针剂，一个细菌都不可以有。药理实验室经常用碘来消毒，因为碘可以升华。升华就是指固体碘在加热后不经过液态就直接汽化。加热后的碘升华成蓝紫色的蒸气，把整个实验室都笼罩了起来。

这才只是第一步而已，因为碘还可以凝华。只要把温度冷却下来，弥漫在整个房间的碘蒸气就会直接凝结成固体，一颗颗微小的晶体把细菌包裹在里面然后坠落到台面上、地面上。这时工作人员就会穿着无菌服，穿过好几层空气消毒闸门，进到实验室把碘晶体清扫干净。

我们涂手霜的时候用的其实是同样的原理：细菌可以被牢牢地锁在这层油脂里，我们洗手的时候就可以把它们和油脂层一并洗掉。如果是皮肤自己的油脂，那不要用肥皂光用水就够了，这样也可以保护油脂层不会被完全破坏掉，洗完手后它很快就又可以修复起来。太频繁地洗手或洗澡是没有意义的。要是把起保护作用的油脂膜完全洗掉了的话，会让皮肤毫无防备地完全暴露在周围的环境中。这个时候要是有腥臭的细菌入侵进来，出汗时气味就会变得更重。于是再洗，更臭，简直是噩梦般的恶性循环。

新方法

一个来自根特[1]的科研小组想出了一个治疗汗臭的新方法——用细菌来对付细菌。他们给实验对象的腋下消毒后，涂上无臭无

---

1. 根特（Gent），比利时的一个自治市。

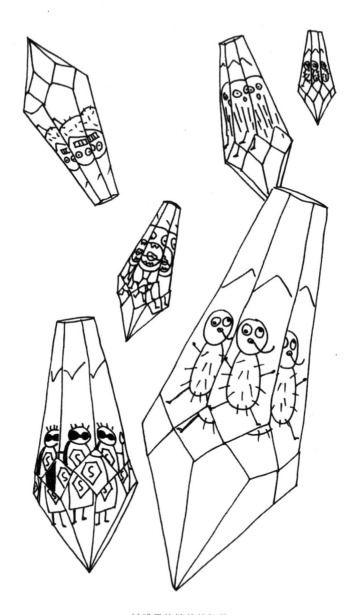

被碘晶体锁住的细菌

味的细菌，几分钟后，实验对象就可以穿上衣服回家了。这个实验对象还必须定期回到实验室，接受专家的审查，审查的方式很简单，就是抬起膀子让人闻他的腋下。第一批实验结果还是相当不错的，在不少人身上，中性味道的细菌都可以把臭味细菌成功驱赶走。

现在迪伦市[1]的公共厕所也用上了这个方法来对付厕所里的熏天臭气。有一家公司生产出了一种细菌组合剂，可以在打扫卫生时当作普通的清洁剂来使用。这个组合剂里的细菌全都是没有味道的，它们可以通过繁殖扩散来驱赶发出臭味的细菌。用这个方法来清洁卫生设施简直是太棒了，只可惜这家公司不愿意透露这个细菌试剂的配方，这样我们就没法对它进行全面的科学测评了。不管怎么说，至少到目前为止，迪伦市公共厕所的改造项目进行得还是相当顺利的。

这种新概念的清洁方式又印证了之前我所说的话：干净不是指一个细菌都不留，干净是指优化细菌组合，让有益的细菌始终占上风。换句话说就是，消灭真正危险的细菌，有意识地栽培有益的细菌。

抗生素：真的需要赶尽杀绝吗

抗生素可以有效地杀死几乎所有的病菌，甚至病菌的近亲，还有近亲的朋友，以及朋友的朋友和朋友的朋友的朋友。总之，用抗生素杀菌真的很靠谱。对抗病原体，它是最好的武器，对其

---

1. 迪伦（Düren），德国北部的一个小城。

他好的细菌来说，它却是最危险的武器。到底是谁制造了抗生素？答：细菌。真的，没骗你。

抗生素是微生物用来互相掐架的武器

自从这件事被研究人员发现了以后，制药公司就开始圈养细菌并成批地生产抗生素。数也数不清的细菌被养在一个巨大的容器里（10万升容量），里面装满了营养液，它们就负责专心产抗生素。我们则负责把抗生素分离出来，再把它们压成药品。抗生素的销量特别好，尤其在美国：在一个有关抗生素副作用的调查中，整个旧金山及其周边地区就只有两个人在过去的两年中没服用过抗生素。在德国，差不多有1/4的人口平均每年使用一种抗生素药物。使用抗生素最常见的原因就是"感冒"，这个回答让每个学微生物的人都不能忍，因为感冒经常根本不是由细菌引起的，而是病毒！抗生素的工作原理主要有三个：把细菌打死、把细菌毒死或者让细菌断子绝孙。这里面根本就没病毒什么事儿，人家病毒就是纯看热闹的。

所以很多时候得了感冒，吃抗生素根本不管用。如果你非要说尽管是病毒感冒，但吃了抗生素就是觉得好多了，那么要么是免疫系统的努力终于有了成效，要么就完全是心理作用。实际上在这种情况下吃抗生素，完全就是在帮倒忙，因为被抗生素杀掉的大多数细菌其实都是有益的。为了避免感冒时吃错药，你可以让医生帮你做个PCT[1]测试，这样就可以确定是细菌还是病毒引起

---

1. PCT是一种蛋白质，当细菌、真菌、寄生虫感染以及脓毒症和多脏器功能衰竭严重时，它在血浆中的水平升高。自身免疫、过敏和病毒感染时PCT不会升高。

的感冒了。在德国，这个测试属于自费项目，做一次大概要 25 欧元。如果是小朋友得了感冒，还是可以考虑做一下这个测试的。

当然在有的情况下，比如得了肺炎或者小朋友发炎高烧不退，那抗生素该用还得用。抗生素可以抑制病菌继续繁殖，这样免疫系统就可以专注解决剩下来的病菌，我们才能很快好起来。虽然我们要为抗生素付出些代价，但是这时候可是关乎性命的事，所以这个交易是绝对值得的。

腹泻是服用抗生素后最常见的副作用。如果你没有拉肚子，那第二天早上上厕所的时候，千万不要吃惊为什么自己比平时多拉这么多，这些都是死去细菌的尸体。你要是因为重感冒吃了抗生素，总不会指望抗生素吃下去以后就可以直接跑到你的鼻子那里帮你化痰通气。在它到达你的鼻子之前，是要先经过胃和肠子的，它所到之处就是一片血雨腥风，细菌各种惨死（参考之前所说的抗生素的三种工作原理）……是不是顿时觉得第二天这个厕所上得有些悲壮？

抗生素会使肠道菌群产生明显的变化，不仅微生物的多样性会降低，肠菌的作用也会改变，比如胆固醇的吸收、维生素的生成或者食物的消化能力都可能会受到影响。哈佛和纽约的一组实验结果显示，这种肠道菌群的改变在服用甲硝唑（Metronidazole）和正大霉素（Gentamycin）类抗生素后尤为明显。

小孩和体弱的老人都要特别小心，因为这类人群的肠菌本来就不是很稳定，用完抗生素以后恢复得也会比较慢。来自瑞典的一项研究显示，在服用抗生素 2 个月以后，小朋友的肠菌都明显还没有恢复，潜在的有害细菌还比较多，而有益的双歧杆菌或者乳杆菌却相对不够。研究里主要使用的抗生素是氨苄西林和正大霉素，研究的范围也只有 9 个小朋友。这是唯一一例针对儿童肠菌的研究，所以虽然研究的涵盖面很窄，结论也并不十分具有说服力，但还是可以稍微拿来参考一下的。

另外一个爱尔兰的研究项目，针对的人群全是退休的老人，出来的结果则完全两极分化：有的人在服用抗生素后，肠道菌群很快就复原了；而有的人却怎么都恢复不了，有些区域的肠道菌群被长期地改变。为什么人与人的恢复能力会相差这么多呢？个中原因到现在我们也还没有完全搞清楚。

虽然抗生素已经有 50 多年的历史了，但是研究抗生素对肠道菌群的长期影响的实验却还是只手可数的。原因很简单，这类实验需要的技术设备近期才刚研究出来。抗生素到现在唯一能确定的长期副作用就是病菌的抗药性。即使在服用抗生素两年后，都还能在肠子里找到残余的病菌正在那儿眉飞色舞地跟它的重重

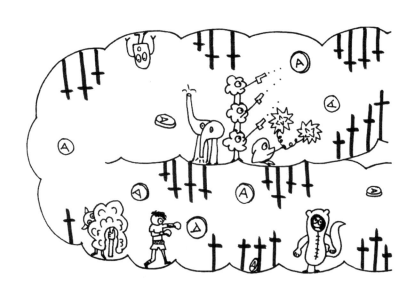

重……重孙子们吹嘘当年它是怎么从那场恶战里逃亡出来的呢。

一旦细菌对某种抗生素产生了抗药性，就很难再用这种抗生素对付它们了。这些细菌进化出了一些特殊的技能，有的在细胞壁上安了个小泵，可以把抗生素泵出体内，那原理就跟从被淹了的地下室中用泵抽水差不多；有的细菌学会了伪装术，让抗生素认不出它来；还有一些更生猛的，学了些武艺绝活儿，直接把抗生素大卸八块。

抗生素能杀死几乎所有的细菌，但是只是几乎。不同抗生素使用的毒素不同，它们能够有效杀死的细菌类型也不同（别忘了，抗生素原本就是微生物之间互相掐架的武器）。总有一些细菌会成为漏网之鱼，或者成为竞技场里越战越勇的斗士。当我们病得厉害的时候，往往就是这些斗士最要命：它们抗药力越强，我们就越难除掉它们。

在欧洲每年都有几千人死于细菌感染，因为他们身上的细菌抗药性太强，已经没有一种药物可以斗得过了。尤其是当患者经历了一场大手术后，免疫系统变得虚弱，而他体内抗药性的细菌数量又太庞大，那情况就很危险了。可惜近几年各大制药企业都没有再研究新的抗生素了，因为这个业务领域对他们来说实在是没有什么利润可言。

如果你想远离不必要的抗生素硝烟，可以尝试以下四点建议。

1. 能不吃抗生素的时候就不要吃。如果一定要吃抗生素，就要吃到位。吃到位是指剂量够多、时间够长，这样才能保证把漏网之鱼的数量降到最低。到最后也没杀死的那些，反正吃多少也杀不掉它们了，但至少你把能杀掉的都杀掉了。

2. 吃有机肉类。 国家与国家间的细菌抗药性也有很大差异。让人吃惊的是，这个居然和家畜的养殖管理有很大的关系。有的国家像印度和西班牙，几乎根本不管喂养家畜时用了多少抗生素，这些家畜的体内自然而然充满了各种抗药性的细菌。相应地，在这些国家，因为细菌抗药性而无法治疗的疾病比例也比其他国家要高出许多。在德国，虽然对这方面有所规定，但规定得非常模棱两可，让许多兽医都钻了这个空子，利用抗生素捞钱。

直到 2006 年，欧盟才明令禁止把抗生素作为提高产量的手段添加到动物饲料中。所谓的提高产量就是指提高家畜的成活率，避免家畜在肮脏的棚圈里因为病菌感染而死亡。用抗生素当然可以把产量大大地提高。有机饲养的家畜，在使用抗生素上有严格的规定，一旦超出的话就不能作为有机肉出售，而只能按普通肉类处理掉。抗药性的细菌我们打不过，那躲总可以吧。所以如果有能力的话，为了我们肠道长期的安宁，还是多花一点儿钱买有机肉，为未来的健康做点儿投资吧。

3. 好好地冲洗水果和蔬菜。 这点居然还是和家畜的养殖有关，因为动物的粪便经常被用作肥料。在德国，瓜果蔬菜是不检验抗生素残留物的，至于抗药性的细菌就更不会检测了。只有奶制品、蛋类和肉类才要求检测抗生素含量和特定的有害细菌。所以吃蔬菜水果的时候还是多洗一下吧，不要图省事，非常少量的抗生素就已经可以让细菌产生抗药性了。

4. 旅游时更要提高警惕。 1/4 的人旅游完回家肚子里都带回来了一些纪念品——当地的抗药性细菌。其中大部分过几个月后就会自行消失，但有一些则会长期留宿下来。如果是去细菌繁荣昌盛的国家旅游，那就要更加小心了。比如去印度或者其他某些亚洲国家，还有中东地区的时候，记住一定要经常洗手，所有瓜果蔬菜必须彻底清洗，必要时可以用开水烫一下再吃。南欧国家也好不到哪里去。煮熟、削皮或者管住嘴别乱吃，这不仅是预防腹泻最好的方法，也是杜绝抗药性细菌最好的方法。

有没有抗生素的替代品？

植物[1]也能制造抗生素，而且不会产生抗药性。当植物受伤的时候，受伤部位必须要有抗菌的物质保护，不然细菌就会乘虚而入，转眼间把它啃得精光。感冒初期的时候，当出现泌尿感染或者口腔、咽喉发炎的症状时，不妨试试浓缩的植物抗菌类药物吧。像芥末籽油、萝卜籽油、洋甘菊或鼠尾草精油都属于这类产品，而且它们不仅可以抗菌，有时也可以抵抗病毒。有了这样的得力助手以后，免疫系统就可以轻装上阵，专心打它的老怪了。

但是如果病得很厉害，而且没有好转的迹象的话，那你可千万别指望用植物精油抗菌了，这时候一定要下猛药。如果你还是坚持只服用植物类药剂，不但效果甚微，反而还有可能会耽误了你的病情。这两年小朋友因为炎症，心脏、耳朵受损的比例明显增加，经常都是因为父母没有让孩子及时服用抗生素而耽误了治疗的最好时机。明明本意是想保护孩子不要摄入太多抗生素的，结果聪明反被聪明误。好的医生是不会一上来就给患者开抗生素

1.真菌，比如制造青霉素的青霉菌，不属于植物，而是自成一界。

的，但是一定要吃抗生素的时候，也绝不会有一点儿含糊。

抗生素和病菌间上演的就是一场权力的游戏：为了对付病菌，我们使出致命的武器；而它们为了活命，则用更加致命的抗药绝招还击我们。药物研究人员只能和病菌斗智斗勇，屡败屡战。每次吞下抗生素的时候都是一场交易，用好细菌与坏细菌同归于尽。如果只是对付一场小小的感冒，这个牺牲未免也太大了；但是如果面对的是一群穷凶极恶的病菌，那跟救命相比，什么代价都是值得的。

抗生素的打击是没有特定目标的。我敢肯定，很多家族流传了几十代人的代表性细菌，都随着抗生素的发明使用灰飞烟灭了。肠道里随之空出来的位置还是应该尽快填上的好，当然最好是由好的细菌来继承这个位子。这时候就该益生菌出场了，它们可以帮助肠道重建一个美好的家园。

益生菌：吃吃更健康

每天我们都会吞下大量细菌，有的来自生吃的瓜果蔬菜，有的是在炒菜的高温下虎口逃生活下来的，有的是我们吮手指时被吃进去的，也有的原本是住在男（女）朋友的嘴里的。它们中的一小部分可以挺过胃里的强酸和剧烈的消化活动，最终活着抵达大肠。

这些活下来的大部分细菌我们都不认识，不过它们也没对我们做什么，或者我们还不知道它们到底做了什么。可能其中也掺杂了少数病原体，但是一般来说，它们因为数量很少，很难对我们造成什么伤害。我们只认得这些细菌中的冰山一角，而其中好的那些细菌有个官方的统称，叫"益生菌"。

这个词你是不是听着有点儿耳熟？在超市的奶制品柜台上，有大大小小各种标有益生菌的乳酸制品，当你选择购买的时候，真的了解这个词背后的含义吗？这些产品到底又能怎么"益生"呢？"广告里说了的，可以增强免疫系统。""隔壁的阿姨说，吃了以后就不会便秘了。""这个比其他酸奶贵，肯定这个好。"各种不同的理由推动着人们把它们放进了购物篮。

其实早在远古时代，人类就开始食用益生菌了，确切地说，没有益生菌就没有我们。对于这一点，有几个南美人应该最有体会了。他们带了几个孕妇去南极生小孩，本来打的如意算盘是想让这些小婴儿在法律上获得"南极籍"，以便今后有权开采南极的石油储备。但结果是，这些婴儿还没回到家就全都夭折了。原因是南极太冷了，那里根本就没几个细菌，所以小婴儿出生以后没法从周围获得足够的细菌储备，以至于一回到正常的气候环境中，他们连最普通的细菌都抵挡不住。

我们的周围有很多有益的细菌，它们是我们生活里重要的组成部分。我们的祖先虽然连细菌是什么都不知道，但是经验和直觉告诉他们，如何利用这些细菌来改善自己的生活，比如让食物能够保存得更长久。世界上的每一个文明里都能找到用细菌制作的传统美食：德国有酸菜、腌黄瓜和酸面包，法国有酸奶油，瑞士有带孔的奶酪，意大利有意式香肠，土耳其有咸酸奶……制作这些食物通通要借助微生物的力量。

在亚洲，这类食物更是数不胜数：酱油、康普茶（经发酵制作的带糖的草药茶）、味噌汤、韩国泡菜、印式优格等。这类有细菌参与的食物加工过程被统称为"发酵"。在各种储存食物的技术中，发酵大概是最古老、最健康的方法了。在发酵的过程中常常会产生酸，这就是酸奶或腌菜吃起来会酸酸的原因了。好细菌和它们产生的酸，保护着食物不被坏细菌侵犯。

虽然原理都是发酵，但是发酵出来的食物味道各有不同，这是因为发酵所用的细菌品种也各有不同。比如同样是做酸奶，各地区的细菌都不一样。南方国家的人喜欢用耐高温的细菌，而北方国家的人则喜欢用喜好常温的细菌。

酸奶或者其他发酵食物的制作都纯凭运气。人们把盛牛奶的桶放在户外，牛奶里的细菌（要不来自奶牛，要不来自空气）使牛奶凝结变稠。一种新的食品于是就产生了。要是哪次发酵出来的酸奶特别好喝，那就从里面直接挖一勺出来放到下个牛奶桶里，下个桶的牛奶很快也能变成同样好喝的酸奶了。不像今天，以前制作酸奶都由一个很大的细菌团队协作完成，虽然这个团队的成员是谁基本上全得听从命运的安排，而今天的酸奶里只有几个有限的菌种。

随着食品生产的工业化，发酵食品中细菌的多样性却大大减少。因为食品的生产加工被流程标准化了，只有固定几个菌种是被允许使用的。现如今，牛奶在被挤出来后都要经过高温消毒，虽然高温杀死了潜在的病原体，但同时也杀死了潜在的"酸奶菌"。所以，超市里买的牛奶你在外面放再长时间也别指望它能自己变成酸奶。

很多以前通过细菌来发酵的食物，现在都变成了用醋来加工，比如超市里大多数的酸黄瓜罐头。就算有些食物仍然通过细菌来发酵，但在发酵完以后也会高温加热杀菌，超市里卖的酸菜很多都是这样的，而新鲜的酸菜通常只能在有机食品店才能买到了。

其实早在 20 世纪初，科学界就已经意识到好细菌的重要性了。就是那时候，埃利亚·梅契尼科夫（IIj. Metchnikoff）在酸奶的舞台上初次亮相。这位诺贝尔奖得主的研究对象是保加利亚的一群山民。他发现这群山民通常很长寿，能活到 100 多岁，而且他们成天都乐呵呵的，心情特别好。梅契尼科夫猜测，这个长寿秘籍很可能就在他们用来运送牛奶的皮袋囊里。山民把牛奶运回家需要走很长的路，以至于等他们到家时，牛奶已经变成酸奶了。梅契尼科夫确信，坚持饮用这些富含细菌的奶制品就是长寿的秘诀。在他的著作《延年益寿》（The prolongation of life）一书中，他表达了自己的观点：好的细菌可以帮助我们活得更久更好。对细菌来说，这是一个重要的时刻，因为从现在开始它们就不再是酸奶里的无名小卒了，而是健康的重要贡献者。可惜他的理论提出的时机不太好，因为不久前细菌才刚被发现是传染病的罪魁祸首。尽管在 1905 年，微生物学家施塔门·葛里格洛夫（Stamen Grigorov）找到了梅契尼科夫书中描写的保加利亚乳杆菌（Lactobacillus bulgaricus），但是很快他就改去研究肺结核的病原体了。再后来 1940 年抗生素问世，拯救了很多人的性命，更使得大众都深信不疑，细菌还是越少越好。

最终，梅契尼科夫的理论和葛里格洛夫发现的细菌还是成功会师并进军超市了，说起来能走到这一步还要多亏婴儿奶粉呢。没法被母乳喂养的小婴儿经常会遇到的一个问题就是腹泻，这让奶粉厂家十分困惑，因为他们的奶粉成分已经很接近母乳成分了，这到底是缺了什么呢？答案是细菌——那些特别喜欢待在妈妈乳头上的细菌和那些只有在母乳喂养的小婴儿肚子里才大量出现的细菌——双歧杆菌和乳杆菌。这些细菌可以分解乳糖、制造乳酸，所以它们都被称为乳酸菌。日本的一名研究人员用代田菌（干酪乳酸菌代田株，Lactobacillus casei strain Shirota）培育出了一种酸奶，刚开始的时候只能在药店里面买到，小婴儿每天都食用这种酸奶的话就可以明显改善腹泻。因此，梅契尼科夫的理论终于又被重视起来了。

普通酸奶里的乳酸菌大部分都是保加利亚乳杆菌，虽然叫的是这个名字，但是不代表当年保加利亚山民吃的就一定是这个种。葛里格洛夫发现的细菌确切地讲叫作瑞士乳杆菌保加利亚亚种（Lactobacillus helveticus spp. bulgaricus）。这类保加利亚乳酸菌不太能熬得过消化道的坎坷旅途，没几个能活着抵达大肠的，但是这并不妨碍它们对免疫系统的激励效果。我们的免疫系统哪怕只看到了几个细菌的空壳，也能立刻斗志昂扬起来，真是好骗到不行。

益生菌酸奶里的细菌完全是受了小婴儿腹泻的启发，它们要尽可能多地活着到达大肠。能够完成这个挑战的细菌有鼠李糖乳杆菌（Lactobacillus rhamnosus）、嗜酸乳杆菌（Lactobacillus acidophilus）或者之前提到过的代田菌等。理论上来说，活着的细菌肯定要比细菌空壳的效果好得多。虽然已经有不少研究都证明了它们的功效，但是欧洲食品安全机构仍然觉得证据不够充足，于是像养乐多和达能益生菌酸奶这类的产品，所有的功效一夜之间都不被允许再拿去做广告了。

我们确实没法百分之百保证，一定有足够的益生菌能活着到达大肠。物流链中的一个小漏洞，或者胃酸特别多，或者消化特别慢，都有可能降低细菌的活性。这当然也不会有什么特别严重的后果，但益生菌酸奶的效果就没了，和普通酸奶相比，多花出去的那部分钱不就白花了。要想对肠道的生态系统有些影响，需要足够数量的活菌，具体数量因菌种类型和个人情况而异。

结论：酸奶确实是个好东西。但是可惜不是所有人都能消化得了乳制品，好在酸奶并不是摄取益生菌的唯一途径。研究人员在实验室里一直没有停止过对益生菌的探索：他们在培养皿里观察细菌和肠道细胞的互动，给小白鼠喂下各种细菌混合物。通过这些研究，我们观察到，益生菌在以下三个方面都是不得了的高手。

1. 按摩等服务。许多益生菌都可以给我们的肠道做个保养，它们自带的基因能制造小分子的脂肪酸，比如丁酸盐，这对肠道绒毛来说简直就像是做精油护理一样。护理过后的肠道绒毛生长得更茂盛也更健康。肠道绒毛越茂盛，吸收起营养、矿物质和维生素来就越给力；肠道绒毛越健康，对有害物质的阻挡就越严密。所以吃了这类益生菌的结果就是，身体得到的营养物质增多，有害物质减少。

2. 保安服务。好的细菌可以保护我们的肠道，因为这里也是它们赖以生存的地方，它们怎么会愿意把自己的"行政管辖区"随便拱手让人呢？所以有时候它们早早地就把那些容易感染的地方霸占了，等坏细菌来的时候那里已经没位子可占了。如果这个逐客令还不够明显，没关系，还有专职保安业务的细菌呢，它们可有的是办法。比如，它们可以制造小量的抗体和抗生素，或者释放不同的酸来驱赶入侵者。酸的作用之前在说酸奶和酸菜的时候就已经说过了，只不过这个作用不仅仅在食物里有效，在我们的肠子里还能起到更好的效果。还有一个办法就是斗不过就抢——有些益生菌特别喜欢和坏细菌抢吃的，没法吃上一顿安生饭的坏细菌很快就会没了耐心主动退出，估计它是想静静了。

3. **咨询和培训**。最后一点但也是最重要的一点：最了解细菌的就是细菌。益生菌和我们的肠道免疫细胞合作，简直就是上演一出无间道，我们可以从它们那里得到重要的内部消息和专业意见：比如哪个细菌长什么样；要生产多少黏液才够保护好肠道；肠壁细胞要预备多少防御素（对抗细菌的抗体）；免疫系统应该进入警备状态还是应该放松迎接新人。

一个健康的肠道里面是有很多益生菌的，我们每时每刻都得益于它们专业的服务。但是我们不但不知道好好保护它们，还会经常无意间伤害它们：滥用抗生素、糟糕的饮食、生病、压力等都很不利于益生菌的生长。益生菌过得不好，又怎么能好好地照顾、保护和指导我们的肠子呢？这时候研究人员的实验结果就有用武之地了，其中不少已经成功地搬进了药房。很多药房都有活性细菌出售，借助这些细菌的力量，困难时期也可以变得容易一些。

止泻：益生菌应用领域 No.1。患肠胃感冒或者因为服用抗生素而引起腹泻时，不妨去药店里买点儿益生菌服用，这样不但可以缓解腹泻的症状，还可以帮助止泻（平均可以缩短一天的时间），而且与其他大部分的止泻药相比，它们完全没有副作用，所以小孩和老人用它最为合适。对于其他肠道疾病，像溃疡性结肠炎或者肠易激综合征，服用益生菌可以延缓腹泻和炎症的发病过程。

加强免疫系统：体弱多病的人也可以服用些益生菌，尤其在容易感冒的季节里。几个针对老人和运动员做的研究显示，经常

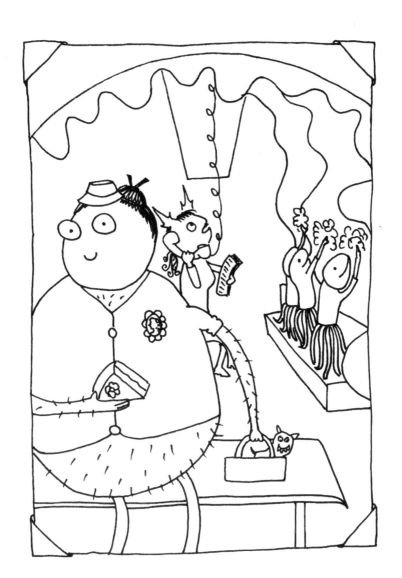

服用益生菌可以帮助他们有效预防感冒。如果觉得药店里卖的益生菌产品价格太高的话，你也可以改成每天喝一盒酸奶。之前说过了，虽然酸奶里的细菌到了肚子里已经没几个活着的，但如果只是想轻轻地推一把免疫系统，也不是非要活细菌不可——光是看到细菌空壳，免疫系统就会小雀跃一下。

治疗过敏的潜力股：不像腹泻或者免疫系统，益生菌在治疗过敏方面的效果还没有被完全证实。尽管如此，如果你家小朋友属于过敏或者神经性皮炎的高发人群，那还是值得考虑尝试下益生菌的。很多实验都证明了益生菌在这方面积极的效果，但是也有几个实验结果平平。不过话又说回来，这些实验里用的细菌大多都不一样，所以现在根本没法下最终结论。我个人的观点是"宁可信其有，不可信其无"。反正益生菌不会有副作用，小朋友如果是过敏体质那就吃着试试呗，说不定就有效果。对于已经有过敏或者神经性皮炎的患者来说，服用益生菌也可以起到缓解的作用，这在好几个实验中都被验证了。

除了上面所说的几个研究领域，利用益生菌来解决消化问题、乳糖不耐症、肥胖、关节炎或糖尿病方面的课题最近也非常热门。

如果你有上面所说的健康困扰（比如便秘或者肠胃胀气），也想试试益生菌治疗法，那你可能要失望了。因为现在药店里还没有任何一个益生菌产品，可以非常有针对性地解决这些健康问题。但是制药厂研究人员现在在做的事，你也可以在家自己做——尝试—失败—再尝试，直到找到适合你的益生菌为止。你不妨让药店的药剂师给你推荐些不同品种的益生菌，每试过一种就把它记下来，记得要把自己观察到的效果也一起写下来。如果4周后没什么起色，就换一种再试试。

"4 周"是第一个关键词,肠道面积那么大,你要给足益生菌工作的时间。第二个关键词是"保质期",过了保质期后,细菌的成活率就不能保证了。除此之外,细菌们具备的能力各有不同,有些比较擅长帮免疫系统演无间道,有些实战经验比较多,看到引发腹泻的坏细菌卷起袖子就能上去干一架。所以你买之前一定要在药店里问清楚,每种细菌都是干什么用的。

目前被研究得最透彻的益生菌是乳酸菌(乳杆菌和双歧杆菌)和布拉氏酵母菌(Saccharomyces Boulardii)。布拉氏酵母菌是一种酵母,它的关注度和它的作用完全不成正比,作为酵母它有一个无可争辩的好处——抗生素动不了它一根汗毛。

当抗生素把肠子里的细菌一网打尽的时候,布拉氏酵母菌可以高枕无忧地在一边冷眼旁观。要是这时有"投机主义者"来趁火打劫,留在肠道里的布拉氏酵母菌可以帮我们抵挡一程。除此之外,它还可以抑制毒素。只是和细菌相比,它也有些副作用:不是所有人都能吃酵母类产品,有的人一吃就会起皮疹。

在研究益生菌的领域我们真的才是刚刚起步——细菌家族那么多,可是我们能认得的除了一两个酵母,也就只有些乳酸菌了。而且乳杆菌在成年人的肠道里还并不是特别活跃,那大肠里总不可能只有双歧杆菌在独挑大梁吧。所幸我们还发现了另一个益生菌种类——大肠杆菌 E. coliNissle 1917。

E. coliNissle 1917 是从一名退伍士兵的粪便里分离出来的:在巴尔干战争中,这名士兵所有的战友都拉肚子拉得很厉害,只有他跟没事人一样。自从发现了这个细菌后,已经有很多实验都证明了它在治疗腹泻、肠病和提高免疫力方面的良好效果。现在这位老兵已经去世了,但是他大便里的细菌还在医药实验室里活得好好的。

而且这种细菌在药房里也有销售，你感兴趣的话可以去一尝为快。

目前所有的益生菌都有一个局限性：这些都是我们在实验室里单一分离出来的品种，你服用它们的时候是有效果的，但是只要停止服用，它们大多很快就会从肠子里面消失殆尽。每人的肠子都不一样，里面的常住居民也不一样。肠子里面就像是以前的胡同弄堂，常住居民都是老邻里了，虽然平时张家长李家短各种爱恨情仇，但是在有新人闯入的时候，大家的态度就会突然惊人地统一——一致排外。所以，新同学益生菌在肠道里面总是待不久，目前益生菌产品的作用更像是给肠道做个短期的护理，一旦停止服用，之前吃下去的益生菌就只能在肠子里自生自灭、自谋活路了。基于这个思考，科学家最近想出了一个新的方案，就是给益生菌们组个队，好让它们到了陌生的地方（肠子）互相帮助，共同站稳脚跟。这个团队里最好有不同的分工合作，有的能觅食，有的能清洁。这就是所谓的集体力量大。

这样的产品现在在超市、药店里也已经能买到了。生产商把不同的乳酸菌捆绑在一起，虽然成分表里都是一些老面孔了，但是这样全新组合一下效果确实要好了一些。只是停止服用后，希望益生菌自己也能在肠道里立足的这个想法终究还只是个美好的愿望（这样表达是不是要比实验失败听上去好很多）。

长期的效果虽然没能完全实现，但这并不是说团队作战没好处。相反，团队作战的战斗力真的让人刮目相看。比如，难辨梭状芽孢杆菌[1]（Clostridium difficile）（光听这个名字就知道这个细菌

---

1. 难辨梭状芽孢杆菌是一种革兰氏阳性、专性厌氧的芽孢杆菌，其孢子在自然界中广泛存在，难辨梭状芽孢杆菌感染通常是由于使用抗菌药物，使正常结肠菌群受到破坏所致。

有多顽固）在人们服用抗生素后有时仍然可以存活下来，并且迅速大量繁殖，制造毒素。感染的患者很多长期性的便血、腹泻，排出黏膜状的粪便，无论服用抗生素还是传统益生菌产品都无济于事。这不但对身体是很大的折磨，精神上同样让人感到绝望。最近，益生菌混合剂却给患者带来了新的曙光。

面对这样棘手的疾病，真的就需要医生们充分发挥创造力了。有几个胆子大的医生就脑洞大开，直接把一个健康的人的肠道菌群整体嫁接到了需要治疗的患者身上。好在这个实际操作起来不算特别困难（兽医已经用这招几十年了），所需要的原材料只有健康的人的一坨大便而已。所以我也喜欢把这个方法叫作大便移植术。当然你放心，医生是不会叫你吃屎的，因为这里重要的不是大便，而是大便里的细菌混合体。医生会把大便里的细菌们整体分离出来，有可能帮你做成口服试剂，也有可能帮你从肠子尾端直接塞进去。

用这个方法，难辨梭状芽孢杆菌的治愈率居然可以高达90%。这个方法的疗效简直比目前任何一种药物都好太多了！虽然大便移植法的效果很好，但是如果不是真的走投无路，医生绝不会轻易动这个大招，因为谁也不知道这个移植过去的肠道菌群里有没有什么其他潜在的病菌，毕竟没有任何一个人的肚子里是只有好细菌没有坏细菌的。所以有几个公司已经开始在着手研究人造"大便"了，重要的是这个大便（其实是细菌组合啦）里面只准有好细菌，不能有坏细菌。人造大便能成功的话，整个医学界的发展都会向前推进一大步。

细菌移植目前是益生菌研究领域里最大的一只潜力股。移植肠菌甚至在糖尿病治疗方面也都已经初见成效，而通过肠菌移植来预防 1 型糖尿病的发作就是现在最前沿的研究课题之一。

你可能会纳闷：大便里的细菌和糖尿病有什么关系？我告诉你，关系可大了。因为与其叫它细菌移植，不如叫它器官移植——被移走的是整个肠道菌群。它根本就是一个自成一体的器官，直接影响着我们的新陈代谢和免疫系统。肠道里 60% 以上的微生物我们根本都不认识，而在众多的细菌里面要辨认出所有的益生菌就像是神农尝百草一样不容易。只是这一次，我们不用像神农一样走遍山川湖泊，因为我们要找的药就在我们的肚子里。我们的每一天和每一餐都左右着这个巨大的、活生生的器官，可能是积极的，也可能是消极的。

益生元：利己又助人的热心肠

益生元"益"就"益"在它可以促进好细菌的生长。跟益生菌相比，益生元可好找多啦，它只需要满足一个条件就可以发挥作用：肚子里得有好细菌吃它。通过补充益生元，可以壮大好细菌的队伍，让它们有足够的力量和坏细菌抗衡。

细菌要比我们小得太多，所以细菌看待食物的角度自然与我们完全不同。一颗小小的玉米粒对它们来说就已经是一顿让全村人围着载歌载舞的饕餮大餐。所有我们在小肠无法吸收的食物，我们统称为膳食纤维。你可别因此觉得膳食纤维吃下去也是浪费，我们吸收不了，可有人能吸收。膳食纤维是肠道菌群的挚爱。挚爱里面又有偏爱，有的细菌特别喜欢消化不掉的植物纤维，有的特别喜欢消化剩下来的肌肉纤维……

几乎每个医生都会告诉你，要多补充膳食纤维。但是你真的知道为什么要补充它们吗？因为它们可以保障有足够多的食物能够顺利到达大肠供细菌们享用，尤其是好细菌们。细菌们吃饱喝足了才会有动力为我们制造维生素和健康的脂肪酸，或者尽心地训练免疫系统。除了好细菌，在大肠里也有很多病菌，它们吃了喜欢的食物以后会释放吲哚、苯酚或者氨气——在我们实验室，这些东西可都贴着危险化学品标志哪。

　　所以益生元的意义就在于，它们是只有好细菌才喜欢吃的膳食纤维。比如白砂糖就不是益生元，因为龋齿细菌也喜欢吃它。益生元必须是坏细菌讨厌的食物，即使吃了它也造不出有害物质来。好的细菌吃了益生元能够不断壮大，在和坏细菌的斗争中抢下更多的地盘。

　　可惜我们平时摄入的膳食纤维远远不够，就更别提益生元了。我们每天需要的摄入量在 30 克左右，而大部分的欧洲人差不多只能达到一半的量。这让好细菌怎么能够有充足的营养呢？没有足够的补给，好细菌在肠道里的仗只会越打越艰难，有时让坏细菌占了上风也就不足为奇了。

　　其实要为好细菌鼓鼓劲根本就是举手之劳。益生元有很多种，总能在里面找到一样你喜欢吃的，你要做的就是多吃这个喜欢吃的益生元就可以了。比如我奶奶最喜欢吃土豆沙拉，我爸就最爱莴苣、橘子一起拌沙拉，我妹则芦笋、鸦葱怎么都吃不腻。

　　乳杆菌和双歧杆菌特别喜欢吃百合科和菊科植物。葱、芦笋、洋葱和大蒜都属于百合科，莴苣、鸦葱、洋姜和洋蓟都是属于菊科的。除此之外，抗性淀粉（难消化淀粉）也很受它们的青睐。

　　抗性淀粉也被称为抗酶解淀粉，因为它们在小肠里不能被酶解吸收。土豆、香蕉、大米里面都含有抗性淀粉。而且把土豆和

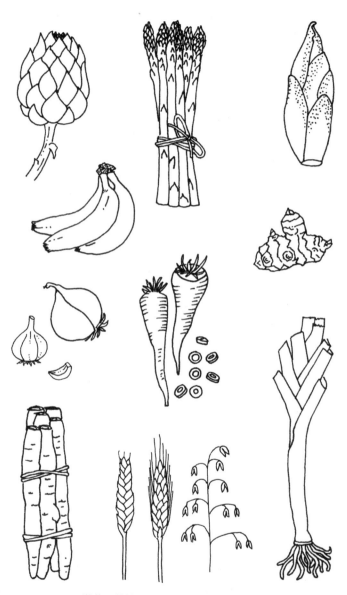

洋蓟、芦笋、青香蕉、洋姜、大蒜、洋葱、
欧防风、鸦葱、全麦、黑麦、燕麦、大葱

大米烧完冷却后再吃，还可以提高里面抗性淀粉的含量，所以土豆沙拉和寿司比土豆丝盖浇饭要更受乳酸菌的欢迎，因为里面能顺利通过小肠到达大肠的口粮更多。如果你平时不怎么吃这些食物，那就赶紧改变下饮食习惯吧。而且如果你经常吃它们的话，哪天突然不吃了，还会想得不得了呢！（是你想还是你的益生菌帮你想，那就不好说了。）

平时只吃面条、面包、比萨这类精细面食的朋友要注意了，要是你们决定开始调整饮食结构、多吃益生元的话，切勿起步太猛。你想想，你肚子里的细菌平时啥也吃不到，现在一下子来了这么多好吃的，这种突如其来的幸福会让它们疯掉的。范进中举听过吗？就是这种心情。细菌乐疯了的结果就是，让你放屁放到外太空。所以还是一点儿一点儿增加饮食里的膳食纤维含量吧，毕竟吃饭最重要的目的是喂饱我们自己，让我们舒爽，第二才是喂饱我们的细菌。

放屁放到外太空绝对不是什么酷炫的事。满满一肚子的胀气想放又不敢放，这种难言之隐谁都应该体会过。其实如果是点儿小屁，那是很必要也很健康的。不管我们把自己包装得有多高大上，究其根本也就是动物，再加上我们体内还有另一个微生物世界，成天忙忙碌碌，产入产出。就像我们赖以生存的地球会容忍我们放放尾气一样，我们也要允许肚子里的世界产生点儿废气，并帮它们及时排掉这些废气。排废气的时候有一个测评标准，响——可以，但是臭——不行。像是乳杆菌或者双歧杆菌，它们代谢出来的气体是没有味道的。如果谁从来都没有屁放，说明你都快把你肚子里的细菌们饿死了，它们没东西可吃也没活可干哪。

如果你只想专门补充益生菌，那也可以从超市或者药店里直接购买纯的益生元产品，像菊糖、低聚半乳糖（GOS）都属于这类产品。菊糖是从莴苣根里分离出来的，而低聚半乳糖则是从奶里提炼出来的。这些产品的保健作用都已经被证实了，它们可以有针对性地给某些乳杆菌和双歧杆菌提供养分。

虽然对益生元的研究投入远远不及益生菌来得多，但是目前我们已经找到了好几个可以应用益生元的领域。益生元的好处之一是帮助好细菌壮大，这样坏细菌就会减少，产生的毒素自然也会减少。尤其是谁肝脏出了问题的话，那他排毒的能力也会降低，连肚子里本来一点儿无足轻重的毒素这时候也会变成大负担。细菌毒素在每个人身上表现出的症状都不一样，从疲劳到肌肉颤抖再到昏迷都有可能。医院在对待这类患者的时候，会在餐饮中加入大量的益生元。一般情况下，患者的情况都能有所好转。

即使对于健康的人，细菌毒素也是有百害而无一利的。如果摄入的膳食纤维太少，才刚走完肠子的前半段就被细菌吃光了，那肠子后半段的细菌没得吃，只能吃剩下来的垃圾，比如没被消化掉的蛋白质。把细菌和肉放在一起，往往都不是什么好主意，想想酸掉、臭掉的肉制品就能明白这一点。在肠子里细菌吃了太多肉类蛋白的话，产生的毒素会伤害到大肠，严重时甚至能引发癌症。大肠癌最高发的部位就是肠子末端，细菌毒素可能不是唯一的原因，但它们也绝不能被忽视。所以多吃益生元可以预防大肠癌，这点也已经在很多研究里面被证实了。

有的益生元我们的身体自己也能制造，比如低聚半乳糖（GOS）。母乳里面不会被消化掉的膳食纤维里有 90% 都是 GOS，而牛奶里就只有 10%。这样看来，GOS 应该是对人类的小婴儿有什么特殊作用，不然母乳里面也不会平白无故地多出这么多。如果在奶粉里加入一些GOS，那么奶粉喂养的小婴儿的肠道菌群会变得和母乳喂养出来的差不多。有些实验结果甚至表明，喝了添加GOS奶粉的小婴儿患过敏和神经性皮炎的比例会比喝普通奶粉的小婴儿要低。从2005年起，GOS被允许添加在奶粉配方里，奶粉生产商可以选择添加，但不是必须要添加。

自此以后，科研人员对GOS越来越感兴趣，最近他们又发现了一个新的功效：GOS可以直接固定在肠壁细胞上，尤其是那些肠道病菌也爱侵占的地方。GOS覆盖在肠壁上，给肠壁套上一层保护膜，这样坏细菌来了以后就没法轻而易举地入侵肠壁细胞，只能乖乖撤退。基于这个研究成果，以后GOS很可能被拓展应用到预防食物中毒领域（尤其是旅行途中吃错东西）。

菊糖的研究历史要比GOS悠久得多。菊糖呈凝胶状，吃起来有点儿甜甜的，所以食品加工的时候有时也会用它来代替糖分或者脂肪。其实大多数益生元都属于糖类，但是此糖非彼糖。一般情况下我们一说到糖，指的都是白砂糖。但是糖类里面有成百上千个品种，益生元就属于短链状的低度聚合糖。它们很多吃起来虽然甜甜的，却不会在小肠里被分解代谢掉。所以甜并不是评判食物是否健康的标准，关键还是要看这个甜味来自哪里，是产自甘蔗里的白砂糖，还是来自莴苣根的菊糖。

超市里现在也有不少标有"无糖"或者"低脂"的产品，但是消费者对这些产品似乎还有所疑惑。阿斯巴甜听说有安全隐患，而其他甜味剂原来都是添加在猪饲料里催肥用的……所以即使是听上去很健康的低脂低糖食品，你在购买的时候也不妨看看产品成分表。真正健康的产品会采用菊糖这样的益生元来代糖代脂。

菊糖不能像GOS那样固定在大肠表面，所以它没法像GOS那样应用于旅行中的腹泻预防和治疗，这点也在一个大型定向实验里面被证明了。虽然不能预防腹泻，但是参加实验的志愿者仍然表示，吃了菊糖以后感觉舒适了很多，而没有吃菊糖的对比小组就没有这种舒适感了。菊糖可以被加工成不同的糖链长度，然后混在一起吃，这样更有利于好细菌在肠道里遍地开花：糖链较短的菊糖在大肠前端就会被瓜分掉，而糖链较长的菊糖可以留给位于大肠后端的细菌享用。

这种把长链和短链的菊糖混起来吃的方法，效果还是不错的。拿钙质的吸收打个比方，钙离子需要依靠肠菌的帮助才能顺利通过肠壁被吸收。在一个以年轻女孩为实验对象的研究中，科学家们发现，摄入混链菊糖可以将钙质吸收率提高20%。这对保持一个健康的骨密度很有好处，也可以预防老年人骨质疏松。

上面这个研究很清楚地显示了服用益生元的好处。益生元虽好，但它并不是包治百病的灵丹妙药。还是拿钙的吸收做例子，想要提高钙的吸收率，首先，膳食里要有足够的钙离子，不然吃再多的益生元也没用；其次，如果其他器官出了问题，吃再多益生元也无济于事。很多女性到了更年期都会有骨质疏松的问题，更年期对卵巢来说就是一个巨大的中年危机，因为它要从生产雌性激素的一线岗位退休下来。这个转变对卵巢来说难以适应，对骨头又何尝不是？它们也需要足够的雌性激素来维系正常的骨密度！所以赶上了更年期，益生元也一筹莫展，这可不是它和细菌多补点儿钙就能解决的事儿。

我们吃什么直接影响着我们的肠道菌群，而益生元又是食物里能给好细菌提供营养的头把交椅，能让好细菌在我们的肠子里代代繁衍、生生不息。我的奶奶最喜欢吃土豆沙拉和葱姜蒜，她肚子里的细菌们肯定过得和谐又健康（虽然我奶奶对此毫不知情）。以前即使全家所有人都感冒倒下了，奶奶仍然跟没事人一样，还会熬汤给我们喝，弹琴给我们听。我猜这一定是她肚子里的细菌对她的报答。

　　重要的事情要多说几遍，所以我在这里把之前写得那么一大堆再总结重复一遍：好细菌有利于健康。我们吃饭就应该挑它们爱吃的吃，尽量帮助它们壮大队伍。鲜美的面条和香喷喷的奶油面包只是我们爱吃，我们肚子里的细菌喜欢吃的是膳食纤维，瓜果蔬菜才更能引起它们的食欲。不管是新鲜的芦笋、精致的土豆寿司还是药房里卖的益生元，都可以激励它们更加努力地工作，

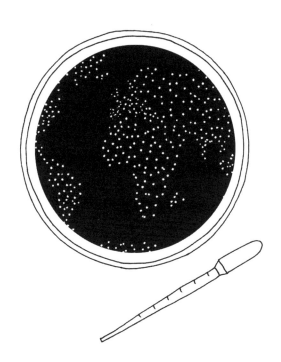

让我们嘴里吃着开心，身体倍感舒适。

　　显微镜下的细菌像夜幕下的繁星点点。就是这些小不点在我们的肠子里创造了一个完整的世界。这个世界大部分的居民都安分守己地生活在肠黏膜里，帮我们训练免疫系统，护理肠绒毛，处理我们浪费掉的食物，制造我们必需的维生素。但是也有一小部分捣乱分子，喜欢紧贴着肠壁细胞，这里挑个事，那里放点儿毒。就像我们身外的世界一样，肠子里的小世界也是好人坏人并存，只要好人占多数，坏人受监督，那这个世界就仍然是个正常健康的世界。也许我们没有能力改变我们身外的世界，可是别忘了，肠子里的世界却是由你来主宰的。

肠脑轴的新发现

　　做科学研究就像是在迷雾里探索一片未知的地方。在探索的过程中，不是每天都能有兴奋的发现，也不是每个人都能耐得住性子做研究，更不是每个人在研究失利或者碰壁的时候，还能打起精神，保持好奇心继续探索。甚至有的时候，当你好不容易找到一条线索，姑且把它想象成一根毛线绳儿，你花了好长时间顺藤摸瓜、抽丝剥茧，最后却发现，手里的毛线绳儿虽是越来越长，自己的毛衣却越来越短。原来抽了半天，毛线头是自己毛衣上的。然后晚上回家吃饭，家里人问你今天发现了什么，你只能说，今天的发现……真是酷极了。

　　几年前我们发现，特定的肠菌可以让抑郁的小白鼠打起精神来，也发现大鼠被移植了其他大鼠的肠菌后，性格发生了改变。于是科学界一个新的概念横空出世了——"心理微生物"，就是对心理有影响的微生物群。它们甚至还和抑郁症这样的心理疾病有着瓜葛，只是以前我们还不知道，这些"心理微生物"除了作用在小白鼠身上，会不会也作用在人类身上。

　　到了今天，可靠的人体临床试验差不多也有二十来例了。这些实验表明，其中有 3 种细菌组合对人体无效，但幸好，其他的都会影响到人类的心理状态。这些实验慢慢展现给我们一幅真实的全景：这些细菌并不会立刻大幅引起我们情绪的变化。它们往往在被服用三四周以后，才在一定程度上缓慢地改变了我们的情绪。不仅如此，科学界第一次把压力和肠子联系到了一起，它们之间貌似也有着密不可分的关系。

至于这些细菌到底能对情绪起到多少影响，又是如何影响情绪的，这我们就得逐一分析了，因为每个科研小组用的菌群都不一样。

调节情绪：你的细菌或许能安慰你

在做情绪实验之前，我们首先要搞清楚几个问题：一个人的情绪里到底包含了哪些感觉？情绪的基本元素到底是什么？为了找出答案，大多数的研究里都采用了问卷调查。在问卷里一长串问题的背后，隐藏了几大类不同的情绪，有从失落到高兴，从害怕到勇敢，从愤怒到温和，从忧心忡忡（比如对自己的健康）到信心十足等。

一个英国科研组就在他们最初实验里的其中一组采用了类似的问卷。实验里，他们让测试者服用下 Lactobacillus casei Shirota（酸奶里常见的一种细菌；酸奶就是超市里那种最普通的酸奶）。3周后，1/3 的测试者都觉得心情有变好趋向。具体来讲，是从"失落"的心情逐步向"高兴"转变。不过它对本来就心情不错的人并没有什么作用。对于其他情绪，比如愤怒或者恐惧，也没有什么作用。

一个法国研究组把两种细菌（Bifidobakterium longum 和 Lactobacillus helveticus）混合在了一起，给测试者服用后，他们得到了不同的结果。经过 4 周，测试者不但郁闷的情绪有了改观，在"愤怒"一栏的表现也有了好转。不仅如此，他们对身体上的小病小痛，也不会像原来那样忧心忡忡了。

　　一个人不管有多健康，也难免会有一些情绪低谷。比起失落、郁闷这种大的情绪，一个荷兰科研小组则把目光聚焦在日常的情绪低谷上。有时候明明就是很正常的一天，没有什么不好的事发生，但我们就是提不起精神、高兴不起来。这些负面小情绪连聊天的谈资都算不上，但是在心理学领域里，这可是个火爆的新兴话题。只不过科学家们关心的并不是这种情绪本身，而是由这种情绪引起的其他情绪反应。

　　想要预测一个健康的人有没有得抑郁症的可能，心理学界已经有了比较靠谱的评判标准。最重要的一条是看这个人会不会焦虑、钻牛角尖，比如一件事情弄不明白不罢休，各种心理实验一再证明，这种情绪反应大概算是最糟糕的一种了。

　　在一个实验里，测试者被要求花几分钟的时间，想象一下下面的情境：今天并不是最美好的一天，但也没有什么事让你不开心，可是你就是兴致不高。现在这些测试者就要来回答，他们在这样的一天里会有什么心理反应。这些心理反应可能是：

　　"在这种情境下，我会变得很没耐心，收不住自己的脾气。"

　　"在这种情境下，我会思来想去，到底为什么会心情差。或者我会想，如果这里或是那里不是现在这样，我的生活就要好多了。"

　　又或者是：

　　"如果我心情很悲伤的话，我经常会觉得生活各方面都毫无希望。"

测试者需要根据自己的状况，对每种心理反应做出相对应的回答：

"不，完全不会／基本不会／有时候／经常／对，完全就是我。"

根据测试者的选择，每题他会得到 0 ~ 4 分不等的分数。所有题加起来，最高可得 136 分。

在实验开始前，这些测试者的平均分是 43 分。这个分数挺健康的。这些测试者在心情不好的时候，并不会特别爱钻牛角尖、脾气暴躁或者觉得悲观。现在他们需要每天服用一组细菌，一共服用 4 周。其中一部分人拿到的并不是真的细菌，而是安慰剂。4 周以后，所有测试者又做了一遍问卷。拿到安慰剂的这部分人，答案和之前几乎一样。而服用了细菌的这部分人，他们在"暴躁"和"悲观"两栏里的表现比之前要好 10 个百分点（10 个百分点意味着，这两栏里有一半的问题，测试者都给出了一个更加积极的答案）。

细菌带来的愉快体验当然不能和毒品或者强力镇静剂相比，但它和安慰剂相比，也绝对是有效果的。实验的结果让我们的疑惑更加具象了一点：肠子对情绪的影响到底有多大？甚至可以再具体一点儿：肠子到底会影响哪些情绪？

缓解压力：细菌能让你放松

如果说情绪是神经系统不同区域的产物，压力则更像是神经系统所处的一种状态。压力下的神经系统就像是一张拉满的弓，对所有外界的刺激时刻保持着警惕。这样的状态对需要高度集中注意力的情况是很有利的，比如在开复杂路段的时候。但如果这样的状态是个长期模式，那代价是相当大的……这就相当于不管是杀鸡、鸭、鱼、猪，都使了牛刀。为了应对压力，我们的肠子要借给大脑很多的能量。那有没有可能，肠子也会主动帮大脑减轻点儿压力，毕竟这样它就可以少借点儿能量出去了？

随着新的研究成果不断涌现，科学家们在这个领域的看法也一直在转变着。早期的研究结论是，不管给实验对象服用什么肠菌，对他们来说，紧张的一天仍然是紧张的一天，考试有多可怕，仍然还是那么可怕，任何一个肠菌也没有缓解压力的感觉。不过肠菌倒是可以缓解因为压力而产生的身体不适，比如荷尔蒙分泌、腹部痉挛、呕吐、腹泻或者是免疫力下降。

后来，科学家们又把这些实验拿出来仔细看了看，发现了一些之前被忽略掉的细节——有一个菌种居然可以改变人们对压力的感知。但是它们只作用于一类特殊的人群：睡得特别少的人。我们大概都经历过考试前的通宵复习，往往越通宵就越觉得压力大。科学家们给这些备考的同学每天服用 Bifidobakterium bifidum，让他们感觉压力变小了一点儿。并不是说他们没有压力，而是跟那些同样睡得很少的同学比，他们的感觉会好一些。研究人员还测试了另外两个菌种（Lactocbacillus helveticus 和 Bifidobakterium infantis），可惜并没有发现一样的效果。

这次实验一共动用了 581 名考生。研究人员把他们分成了 4 组，在考试几周前开始给他们服用需要测试的菌种。其中一组学生拿到的是安慰剂，里面不含任何菌种。另外 3 组学生，每组都拿到了一种不同的细菌（Lactocbacillus helveticus，Bifidobakterium infantis 或者 Bifidobakterium bifidum）。

这次实验的结果还是很振奋人心的，它给了研究人员继续往下研究的勇气和动力。毕竟有一种细菌，它们做到了别的细菌做不到的事——它们作用在了感觉上，减少的是压力的感觉。在这之后不久，爱尔兰又传来了新消息。当年几个做小白鼠游泳实验（见"肠子是如何影响大脑的"一节）的科学家，现在终于鼓起勇气做人体的临床实验了。在小白鼠实验中，有一种细菌（Bifidobakterium longum 1714）脱颖而出。它不但减轻了小白鼠的各项压力指标，还提高了小白鼠的学习能力。现在科学家们打算研究一下，它在人身上会不会也有作用。

参加这个实验的人必须每天在网上填写一份问卷。这份问卷里的问题全部都围绕着测试者对自身压力的感受。实验一共持续了8周。在这8周里，测试者必须去3趟实验室，每趟都要完成以下几项规定动作：

1. 戴上一顶滑稽的头盔；

2. 把手伸进冰冷的水中；

3. 同时在电脑上回答几道脑力题。

这顶滑稽的头盔是专门用来扫描大脑的。它可以探测到大脑内正在活跃的区域。如果把它用在情侣身上，它大概可以成为一个分手神器。比如，这边你还在兴致勃勃地说着今天办公室里的各种八卦，那边头盔无情地告诉你，虽然你的另一半正笑眯眯地听着，但他/她脑子里的活跃区早就换台到神游状态了。

把手放进冰水里用来检测压力，简直无懈可击。这个实验一方面是测出大家的耐冷时间——手在冰水里多久才会放松；另一方面是测大家压力荷尔蒙的分泌量——科学家会不停地把棉棒伸进测试者的口中，以获取口水来化验压力荷尔蒙的含量。说这个实验无懈可击，是因为它无论怎么被重复，身体里的反应模式永远都一样。因寒冷而触发的压力神经，即使反复暴露在低温环境下，也无法学会适应这样的温度。举个简单的例子，冬天站在外面，我们只会觉得越来越冷，并不会因为待得久了，就能适应寒冷而觉得暖和起来。这样想是不是好理解一些了。现在测试者把手从冰水里拿出来，还要紧接着回答几道问题。科学家们想知道，这些测试者刚刚受冰水刺激，分泌出压力荷尔蒙，在这种状态下，他们的恐惧感会有多少。

在实验进行到第 4 周的时候，科学家们在对比了服用细菌的测试者和服用安慰剂的对照组后，发现细菌组几乎所有的压力指标都有了好转。根据网上的问卷表，测试者感受到的日常压力要减少 15%。在冰水实验里，跟预期的一样，当手伸进冰水里的时候，所有测试者还是会释放出压力荷尔蒙（毕竟那是冰水……），但是荷尔蒙的含量却有所降低。而且即使在分泌了压力荷尔蒙的情况下，测试者并没有感觉到比平时更多的恐惧。

不仅如此，测试者在脑力问答的环节也比之前表现好。比起安慰剂对照组，细菌组回答的要好很多（细菌组少错 2 ~ 5 个问题，对照组只少错 1 ~ 3 个）。这点在头盔上就看得更清晰了。大脑里有一块区域，在我们学习的时候它会活跃起来，而在阿尔茨海默病患者的身上就弱很多。细菌组的这块脑区域明显比以前更活跃，而对照组则看不出任何变化。

服用肠菌为什么就可以改变我们的脑力呢？之前说过，肠子可以通过神经系统向我们的大脑发射信号（见"肠子是如何影响大脑的"一节）。这是一种解释。爱尔兰研究人员提出了另一种解释：这些肠菌可以通过降低压力荷尔蒙来改善记忆。原理如下：大脑里存储和调动记忆的区域（海马体）就紧紧挨着压力荷尔蒙的传感器。如果那里释放出过高的压力，大脑就会抑制住那个区域的活动。想象一下老虎正向我们扑来，这时候大脑怎么可能还会分心思给旁边的花花草草，肯定要把所有能量调动起来让我们逃跑啊！所以处于压力下的时候，我们会变得只能聚焦于眼前，这是为了把所有的精力都调动起来解决最棘手的问题。

爱尔兰研究人员的猜想，不仅是让 Bifidobakterium longum 1714 的粉丝们感到兴奋，对因为肠道疾病而注意力下降的人，或者被老师的问题刁难一下就脑子僵住的学生们来说，更是值得激动的。无论这个压力是由肠子还是由大脑引发的，最终都会通过神经和血液里的信号物质刺激到肾皮质（制造压力荷尔蒙的器官），而 Bifidobakterium longum 1714 可以直接降低压力荷尔蒙。说到这里，让我们再跳回去说说情绪。

还记得荷兰那个针对日常情绪低谷的研究吗？无论生活多么美好，我们每个人都会有郁郁寡欢的时候。要是过于专注这种失落的情绪，对生活中发生的一些小事抓着不放，那现代社会可有太多让你不开心的理由了。比如，某个角落里的某个政客说了一番不合时宜的话，或者是载着一支不知名球队的飞机坠毁了，又或者是某某某在朋友圈发了一张光鲜靓丽的照片，把你的生活对比得黯然失色。这些信息放在从前，根本就不可能传播到你这里来。可是现在人们每天都要暴露在无数条这样的信息下，而且它们都是你完全没有办法改变的事情。

如果对这些没法改变的事，你还要为它辗转反侧，那么，累积到一定数量的时候，这些辗转反侧就会转变成压力。压力荷尔蒙会让我们更加聚焦在困扰自己的问题上。这样的恶性循环使我们越来越难从这些困扰中跳脱出来。原本身体用来帮助我们应对困难的机制反而弄巧成拙，把我们围在了压力和抱怨的怪圈里，让我们对周围的事物失去好奇心，也无力自己让自己开心起来。

抑郁症：罪魁祸首还是神丹妙药？

肠道菌群对情绪有一定影响。它会把身体内部的信息传递给大脑，有的信息会让大脑紧张，有的信息会让大脑放松。通过这种方式，肠子在后台影响着我们的情绪。但是，肠子对抑郁症到底有多少影响呢，这点还没人清楚。

好在一些动物实验给我们提供了一些端倪。爱尔兰的研究人员搜集了很多抑郁患者的肠菌，把它们嫁接在小白鼠的身上。你可千万别以为这跟握手一样简单。首先，研究人员要把小白鼠本身的肠菌全部清除。然后，他们要把抑郁患者的肠菌大剂量地放入小鼠体内。小白鼠随之出现了之前不曾有的抑郁表现。

这方面的人体临床实验才刚刚开了个小头。科学家经常使用"贝克抑郁量表"来判定患者是否得了抑郁症，以及抑郁症的轻重。这个量表包含了21道题。这些题不仅问到患者是否有悲伤或者不满的情绪，还涉及很多其他方面，比如睡眠有没有变差，有没有觉得越来越抗拒做决定，对自己的健康状况有没有越来越担忧，或者对性生活的兴趣有没有明显减少。其实这些问题隐晦地涵盖了我们体内不同的内分泌系统。

有两个实验系统性地测试了几种益生菌在抗抑郁症方面的功

效。一个是 2015 年的一个实验，研究人员在给患者的药里面又加了两个益生菌（Lactobacillus acidophilus 和 Bifidobakterium bifidum），可惜结果并不理想。另外一个是 2017 年的实验，也是测了两个益生菌（Lactobacillus helveticus 和 Bifidobacterium longum），测试的对象是有抑郁倾向的患者，可惜也没有见到效果。但是研究人员发现，维生素 D 可能是一个影响因子。那些血液里维生素 D 水平特别高的患者，服用益生菌后，他们的心情变好了。可惜当时研究的样本太少了，研究人员只能是猜测，并不能真的下一个科学定论。

对抑郁症研究的尝试是科学家跨出的第一步。等今后其他研究结果陆续出来，我们就会知道这个方向对不对了。我们甚至可以畅想，肠菌能否预防抑郁症的发生呢？又或者肠菌能否成为继药物、心理治疗以及生活方式改变之后的又一（辅助）治疗手段呢？或者更甚之，我们是不是应该革新一下抑郁症的治疗手段，多管齐下：肠子（通过肠菌和饮食）、大脑（通过药物和心理治疗）以及其他因素（比如维生素水平、运动或者工作条件）？想来抑郁症可能也分很多不同的种类。如果肠子是罪魁祸首，那肠菌就有可能管用。如果是其他原因造成的，那肠菌就可能没什么用了。

所有现在的、以后的实验，目的绝对不是为了找出一个"超级"肠菌，做成"仙丹妙药"。同样也绝对不是为了让我们只有开心的情绪。毕竟起起落落才是生活。我们最终的目的，是了解自己的身体，了解这个身体内发生的大事小事。其中就包括了，当情绪不好或者感到压力的时候，不要总以为是外界的因素，有可能是我们的身体想告诉我们什么。如果我们能在未来找到特别有效的肠菌，那当然是最好的。但研究之路漫漫，在此之前，让我们珍惜那些已知的好细菌，以及怎样利用老祖宗传下来的智慧，让它们更好地为我们服务。

酸酸的诱惑：是细菌想吃吗？

喜欢做一件事有时候并不需要什么理由。比如我就爱在我家地板上打滚，管它为什么。但是我们喜欢吃什么，还是值得问一个为什么的，也许会有意外的发现和惊喜。

我们来做个实验。请你拿一个杯子，倒上白水，再放些白糖进去，也不放多，就放和一杯可乐里一样多的糖。你觉得这杯水好喝吗？可以很痛快地一饮而尽吗？可能不会。如果喝完一杯，让你再喝一杯呢？很有可能你会被腻着，开始犯恶心。为什么会这样？明明可乐我们可以连着喝好几杯呢。这里面有一个小玄机，我们的身体可是相当聪明的呢。

来，让我们做一件我们的祖先在过去几百万年都没能做的事，往白糖水里面加一些柠檬酸。这杯水突然间就变得……美味起来。一杯算什么，我还可以一杯接着一杯不停歇。面对加了酸的糖水（可乐里加的是碳酸和柠檬酸），大脑开始变得兴奋，对它充满了渴望。

我们身体的认知是：水果是酸的，好的细菌是酸的（比如酸奶里的乳酸菌），而且这些酸酸的东西里面含有很多营养物质。只要不是太酸，我们的身体就会本能地好这口。为了让一道菜变得更加可口，我们都喜欢往里面加一点儿酸的东西，比如往肉汁里加一点儿西红柿，或者煎完鱼在上面撒点儿柠檬，又或者用酒来给洋葱去腥。这些日常生活里的小智慧，不禁让肠菌研究者开始脑补，我们喜欢吃酸的，是不是因为我们的身体其实是想通过这样的方式来获得好的细菌？

为什么会扯到肠菌上面呢？因为在过去的千百年来，"酸"的味道几乎全部来自细菌发酵。我们的祖先把大白菜发酵成酸菜，把水酿造成酒（水在中世纪是严重的病菌污染源，喝水还不如喝酒来得安全）。他们用老面发面做面包，自己在家做凝乳和酸奶。柑橘类水果或者加了酸的汽水在那时候还没有呢。想要体验这些传统的智慧，我们不妨自己来做个小实验。

手把手教你在家做泡菜——德国酸菜养成记

发酵意味着什么？发酵是好细菌通过自身代谢活动，帮我们把食物中的物质转化成新的化合物的过程。坏细菌和真菌是不会发酵的，它们只会让食物腐烂、变坏。只有好细菌会让食物变得比之前更加美味。比起我们自己的消化酶，细菌分解起植物细胞（比如白菜的细胞）来更加得心应手。它们不但能帮我们减轻消化的负担，还能边发酵边制造维生素。发酵过程中产生的酸，又可以杀死坏细菌，让食物保存得更久。好细菌并不难找，在我们周围到处都是，要好好地利用起来才行。我们需要做的，就是给它们一点点儿食物，把它们喂肥喂壮，让它们的队伍不断壮大。

第一步：德国泡菜里面最常见的就是圆白菜。除了圆白菜，其他所有可以生吃的蔬菜也都能拿来做泡菜，比如胡萝卜和黄瓜（腌黄瓜里面可有大规矩，只有严格按照步骤来才能腌出脆爽的黄瓜）。因为菜叶或者胡萝卜皮上已经自带了好细菌，我们就不用专门再往里面加细菌了。选蔬菜的时候，记得要选择没有被喷过农药的。

第二步：根据你有多少耐心，你可以选择把圆白菜切成细丝腌制起来（发酵时间大约 1 周），或者把它整个腌起来（发酵时间 4~6 周）。准备的时候记得要注意卫生，千万不要让厨房里乱七八糟的细菌趁乱都爬进腌缸里去。

第三步：每千克圆白菜需要放 10~15 克的盐。放盐可以减缓细菌的生长。好细菌需要一点点儿时间才能开始工作，放一些盐可以防止坏细菌增长过快，给好细菌赢得一些时间。放盐的量至关重要：放多了，会物极必反，细菌反而不生长干活；放少了吧，蔬菜很可能会变质腐烂。至于用什么样的盐也是有窍门的。普通的盐和海盐都可以，但千万别用碘盐，因为碘的杀菌效果太强了。

第四步：撸起袖子，释放你的激情，咱们要开始揉菜了。揉菜的时候，不仅可以把盐和菜充分地混合到一起，还可以破坏蔬菜一部分的细胞壁。盐会把水从菜叶里析出来，这些菜汁可以一会儿留着泡菜用。

第五步：把蔬菜放进一个玻璃罐中，压实。玻璃罐要找那种盖得严实的。蔬菜一定要全部都浸在汤汁里，这样才能避免接触到氧气。氧气会影响细菌发酵，暴露在氧气里的菜叶离开了酸（发酵的产物）的保护，很容易发霉。如果白菜或者胡萝卜出的水不够把所有菜都浸在里面，还可以往玻璃罐里再倒点儿盐水（250毫升水里加满一茶匙的盐）。如果还是有菜叶冒出头来，那别再往里加水了，试着把菜叶再压实，也可以试着在菜叶上放块重物（德国还有"酸菜秤砣"，专门用来压酸菜。其实你找块石头来，事先把它在沸水里煮一会儿，也可以起到一样的效果）。根据你的喜好，你还可以在里面加上其他的作料。酸菜配葛缕子、红菜头、胡萝卜或者生姜都挺好吃的。

在发酵的过程中，有时能看见水里面会冒出小泡泡。在过去科学不发达的时候，有的地方的习俗是围着腌罐跳舞，这是人们用来引导蔬菜冒泡的仪式。有的地方的习俗则恰恰相反，人们会退避三舍，生怕惊扰了腌菜之神，让他分心没法工作。其实这些泡泡都是细菌的产物。等到发酵完毕以后，打开罐子应该闻起来酸酸的（如果闻起来酒味很重或者里面多了很多黏稠物，那恐怕是泡失败了，下次再努力吧）。现在你可以把泡好的泡菜放进冰箱里慢慢享用了。

超市里买的那些酸菜，比自己在家做的还要多一道工序。它们在制作结束后都被煮过一遍，这么做是为了阻止酸菜在包装完之后，在袋子里继续发酵。如果不煮的话，包装袋里不但会产生越来越多的气体，酸菜的味道还会越来越酸。可是在煮的过程中，被破坏的不仅仅有会发酵的细菌，还有细菌制造出的维生素 C。所以很多厂商在煮完酸菜后，还会再额外添加一点儿维生素 C，然后才把酸菜包装出厂。

发酵产生的酸可以让食物自己保质。有些致病的细菌耐寒，仅仅把食物放在储藏罐里低温储藏，还不能保证食物不会变坏，或者我们吃了不会生病。而从古至今，还没有听说谁因为吃了发酵的食物而生病的。

从现在起，吃饭的时候我们都可以加一点儿自己做的酸菜。比如，在拌沙拉的时候可以用酸菜来替代醋，吃汉堡的时候可以夹一两勺在里面，烧汤、炖菜的时候也都可以放一点儿（不过要在出锅前再放），或者直接当小菜配米饭吃。甚至你要是喜欢黑暗料理的话，还可以试试酸菜加蜂蜜。等过一段时间你再观察一下，自己的口味有没有悄悄地发生变化，有没有越来越好这口"酸"。当你发现吃酸菜越来越对味的时候，再回来想想我们这章的理论，是不是实验成功了呢？

致谢

　　感谢我的妹妹吉尔（Jill Enders），没有她就没有这本书。亲爱的吉尔，正是因为你这样自由奔放、客观、好奇，我才有勇气和动力写完这本书。尽管你很忙，但我需要你的时候你都在那里，做我的读者，给我新的灵感。你教会了我脑洞大开地工作。当我遇到"瓶颈"的时候，我就会告诉自己，我和你流着同样的血，我们都是用笔来记录自己的想法，只是方式不同而已。

　　我要谢谢安博（Ambrosius），是他在我累的时候给了我可以依靠的肩膀。感谢我的家人和教父，如果我是一棵树，他们就是保护着我、包容着我的森林，支撑着我泰然面对每场狂风暴雨。因为他们，即使有狂风暴雨我也可以。感谢吉雯（Ji Won），在我写书的时候她总是用高超的厨艺把我喂得心满意足。还要谢谢安妮－克莱尔（Anne-Claire）和安妮（Anne），作为我的智囊团，在我遇到难题的时候她们给我出谋划策。

　　谢谢蜜雪儿（Michaela）和碧绨娜（Bettina），正因为她们敏锐的市场洞察力，才有了这本书。如果没有医学的专业知识，那

258

我也写不出来这本书，所以我要感谢我所有的教授以及帮我付了学费的德国政府。感谢所有参与了这本书的出版工作的媒体、出版社、印刷厂、校对、书店，以及读到了这里的你，谢谢大家！

重要参考资料

以下是在标准教科书中找不到的，本书内容的参考资料来源。

PART 1

Bandani, A. R.: »Effect of Plant a-Amylase Inhibitors on Sunn Pest, Eurygaster Integriceps Puton (Hemiptera: Scutelleridae), Alpha-Amylase Activity«. In: Commun Agric Appl Biol Sci. 2005; 70 (4): S. 869–873.

Baugh, R. F. et al.: »Clinical Practice Guideline: Tonsillectomy in Children«. In: Otolaryngol Head Neck Surg. 2011 January; 144 (Suppl. 1): S. 1–30.

Bengmark, S.: »Integrative Medicine and Human Health – The Role of Pre-, Pro- and Synbiotics«. In: Clin Transl Med. 2012 May 28; 1 (1):S. 6.

Bernardo, D. et al.: »Is Gliadin Really Safe for Non-Coeliac Individuals? Production of Interleukin 15 in Biopsy Culture from Non-Coeliac Individuals Challenged with Gliadin Peptides«. In: Gut. 2007 June; 56 (6): S. 889 f.

Bodinier, M. et al.: »Intestinal Translocation Capabilities of Wheat Allergens Using the Caco-2 Cell Line«. In: J Agric Food Chem. 2007 May 30; 55 (11): S. 4576–4583.

Bollinger, R. et al.: »Biofilms in the Large Bowel Suggest an Apparent Function of the Human Vermiform Appendix«. In: J Theor Biol. 2007 December 21; 249 (4): S. 826–831.

Catassi, C. et al.: »Non-Celiac Gluten Sensitivity: The New Frontier of

Gluten Related Disorders«. In: Nutrients. 2013 September 26; 5 (10):S. 3839–3853.

Kim, B. H.; Gadd, G. M.: Bacterial Physiology and Metabolism. Cambridge:Cambridge University Press, 2008.

Klauser, A. G. et al.: »Behavioral Modification of Colonic Function. Can Constipation Be Learned? «. In: Dig Dis Sci. 1990 October; 35 (10): S. 1271–1275.

Lammers, K. M. et al.: »Gliadin Induces an Increase in Intestinal Permeability and Zonulin Release by Binding to the Chemokine Receptor CXCR3«. In: Gastroenterology. 2008 July; 135 (1): S. 194–204.

Ledochowski, M. et al.: »Fructose- and Sorbitol-Reduced Diet Improves Mood and Gastrointestinal Disturbances in Fructose Malabsorbers«. In: Scand J Gastroenterol. 2000 October; 35 (10): S. 1048–1052.

Lewis, S. J.; Heaton, K. W.: »Stool Form Scale as a Useful Guide to Intestinal Transit Time«. In: Scand J Gastroenterol. 1997 September;32 (9): S. 920–924.

Martín-Peláez, S. et al.: »Health Effects of Olive Oil Polyphenols: Recent Advances and Possibilities for the Use of Health Claims«. In: Mol.Nutr. Food Res. 2013; 57 (5): S. 760–771.

Paul, S.: Paläopower–Das Wissen der Evolution nutzen für Ernährung,Gesundheit und Genuss. München: C. H. Beck-Verlag, 2013 (2. Auflage).

Sikirov, D.: »Etiology and Pathogenesis of Diverticulosis Coli: A New Approach«. In: Med Hypotheses. 1988 May; 26 (1): S. 17–20.

Sikirov, D.: »Comparison of Straining During Defecation in Three Positions:Results and Implications for Human Health«. In: Dig Dis Sci.2003 July; 48 (7): S. 1201–1205.

Thorleifsdottir, R. H. et al.: »Improvement of Psoriasis after Tonsillectomy Is Associated with a Decrease in the Frequency of Circulating T Cells That Recognize Streptococcal Determinants and Homologous Skin Determinants«. In: J Immunol. 2012; 188 (10): S. 5160–5165.

Varea, V. et al.: »Malabsorption of Carbohydrates and Depression in Children and Adolescents«. In: J Pediatr Gastroenterol Nutr. 2005 May; 40 (5): S. 561–565.

Wisner, A. et al.: »Human Opiorphin, a Natural Antinociceptive Modulator of Opioid-Dependent Pathways«. In: Proc Natl Acad Sci USA.2006 November 21; 103 (47): S. 17 979–17 984.

PART 2

Agiulera, M. et al.: »Stress and Antibiotics Alter Luminal and Walladhered Microbiota and Enhance the Local Expression of Visceral Sensory-Related Systems in Mice«. In: Neurogastroenterol Motil.2013 August; 25 (8): S. e515–e529.

Bercik, P. et al.: »The Intestinal Microbiota Affect Central Levels of Brain-Derived Neurotropic Factor and Behavior in Mice«. In: Gastroenterology.2011 August; 141 (2): S. 599–609.

Bravo, J. A. et al.: »Ingestion of Lactobacillus Strain Regulates Emotional Behavior and Central GABA Receptor Expression in a Mouse via the Vagus Nerve«. In: Proc Natl Acad Sci USA. 2011 September 20; 108 (38): S. 16 050–16 055.

Bubenzer, R. H.; Kaden, M.: auf www.sodbrennen-welt.de, (abgerufen im Oktober 2013).

Castrén, E.: »Neuronal Network Plasticity and Recovery from Depression«. In: JAMA Psychiatry. 2013; 70 (9): S. 983–989.

Craig, A. D.: »How Do You Feel – Now? The Anterior Insula and Human Awareness«. In: Nat Rev Neurosci. 2009 January; 10 (1): S. 59–70.

Enck, P. et al.: »Therapy Options in Irritable Bowel Syndrome«. In: Eur J Gastroenterol Hepatol. 2010 December; 22 (12): S. 1402–1411.

Furness, J. B. et al.: »The Intestine as a Sensory Organ: Neural, Endocrine,and Immune Responses«. In: Am J Physiol Gastrointest Liver Physiol.1999; 277 (5): S. G922–G928.

Huerta-Franco, M. R. et al.: »Effect of Psychological Stress on Gastric

Motility Assessed by Electrical Bio-Impedance«. In: World J Gastroenterol.2012 September 28; 18 (36): S. 5027–5033.

Kell, C. A. et al.: »The Sensory Cortical Representation of the Human Penis:Revisiting Somatotopy in the Male Homunculus«. In: J Neurosci.2005 June 22; 25 (25): S. 5984–5987.

Keller, J. et al.: »S3-Leitlinie der Deutschen Gesellschaft für Verdauungs- und Stoffwechselkrankheiten (DGVS) und der Deutschen Gesellschaft für Neurogastroenterologie und Motilität (DGNM) zu Definition, Pathophysiologie, Diagnostik und Therapie intestinaler Motilitätsstörungen«. In: Z Gastroenterol. 2011; 49: S. 374–390.

Keywood, C. et al.: »A Proof of Concept Study Evaluating the Effect of ADX10059, a Metabotropic Glutamate Receptor-5 Negative Allosteric Modulator, on Acid Exposure and Symptoms in Gastro-Oesophageal Reflux Disease«. In: Gut. 2009 September; 58 (9): S. 1192–1199.

Krammer, H. et al.: »Tabuthema Obstipation: Welche Rolle spielen Lebensgewohnheiten, Ernährung, Prä- und Probiotika sowie Laxanzien? «. In: Aktuelle Ernährungsmedizin. 2009; 34 (1): S. 38–46.

Layer, P. et al.: »S3-Leitlinie Reizdarmsyndrom: Definition, Pathophysiologie,Diagnostik und Therapie. Gemeinsame Leitlinie der Deutschen Gesellschaft für Verdauungs- und Stoffwechselkrankheiten (DGVS) und der Deutschen Gesellschaft für Neurogastroenterologie und Motilität (DGNM)«. In: Z Gastroenterol. 2011; 49: S. 237–293.

Ma, X. et al.: »Lactobacillus Reuteri Ingestion Prevents Hyperexcitability of Colonic DRG Neurons Induced by Noxious Stimuli«. In: Am J Physiol Gastrointest Liver Physiol. 2009 April; 296 (4): S. G868–G875.

Mayer, E. A.: »Gut Feelings: The Emerging Biology of Gut-Brain Communication«. In: Nat Rev Neurosci. 2011 July 13; 12 (8): S. 453–466.

Mayer, E. A. et al.: »Brain Imaging Approaches to the Study of Functional GI Disorders: A Rome Working Team Report«. In: Neurogastroenterol Motil. 2009 June; 21 (6): S. 579–596.

Moser, G. (Hrsg.): Psychosomatik in der Gastroenterologie und

Hepatologie.Wien; New York: Springer, 2007.

Naliboff, B. D. et al.: »Evidence for Two Distinct Perceptual Alterations in Irritable Bowel Syndrome«. In: Gut. 1997 October; 41 (4): S. 505–512.

Palatty, P. L. et al.: »Ginger in the Prevention of Nausea and Vomiting: A Review«. In: Crit Rev Food Sci Nutr. 2013; 53 (7): S. 659–669.

Reveiller, M. et al.: »Bile Exposure Inhibits Expression of Squamous Differentiation Genes in Human Esophageal Epithelial Cells«. In: Ann Surg. 2012 June; 255 (6): S. 1113–1120.

Revenstorf, D.: Expertise zur wissenschaftlichen Evidenz der Hypnotherapie.Tübingen, 2003; unter http://www.meg-tuebingen. de/downloads/Expertise.pdf (abgerufen im Oktober 2013).

Simons, C. C. et al.: »Bowel Movement and Constipation Frequencies and the Risk of Colorectal Cancer Among Men in the Netherlands Cohort Study on Diet and Cancer«. In: Am J Epidemiol. 2010 December 15; 172 (12): S. 1404–1414.

Streitberger, K. et al.: »Acupuncture Compared to Placebo-Acupuncture for Postoperative Nausea and Vomiting Prophylaxis: A Randomised Placebo-Controlled Patient and Observer Blind Trial«. In: Anaesthesia.2004 Februar; 59 (2): S. 142–149.

Tillisch, K. et al.: »Consumption of Fermented Milk Product with Probiotic Modulates Brain Activity«. In: Gastroenterology. 2013 June;144 (7): S. 1394–1401.

PART 3

Aggarwal, J. et al.: »Probiotics and their Effects on Metabolic Diseases: An Update«. In: J Clin Diagn Res. 2013 January; 7 (1): S. 173–177.

Arnold, I. C. et al.: »Helicobacter Pylori Infection Prevents Allergic Asthma in Mouse Models through the Induction of Regulatory T Cells«.In: J Clin Invest. 2011 August; 121 (8): S. 3088–3093.

Arumugam, M. et al.: »Enterotypes of the Human Gut Microbiome«. In:Nature. 2011 May 12; 474 (7353); 1: S. 174–180.

Bäckhed, F.: »Addressing the Gut Microbiome and Implications for Obesity«. In: International Dairy Journal. 2010; 20 (4): S. 259–261.

Balakrishnan, M.; Floch, M. H.: »Prebiotics, Probiotics and Digestive Health«. In: Curr Opin Clin Nutr Metab Care. 2012 November; 15 (6):S. 580–585.

Barros, F. C.: »Cesarean Section and Risk of Obesity in Childhood, Adolescence, and Early Adulthood: Evidence from 3 Brazilian Birth Cohorts«. In: Am J Clin Nutr. 2012; 95 (2): S. 465–70.

Bartolomeo, F. Di.: »Prebiotics to Fight Diseases: Reality or Fiction? «. In: Phytother Res. 2013 October; 27 (10): S. 1457–1473.

Bischoff, S. C.; Köchling, K.: »Pro- und Präbiotika«. In: Zeitschrift für Stoffwechselforschung, klinische Ernährung und Diätik. 2012; 37: S. 287–304.

Borody, T. J. et al.: »Fecal Microbiota Transplantation: Indications, Methods, Evidence, and Future Directions«. In: Curr Gastroenterol Rep. 2013; 15 (8): S. 337.

Bräunig, J.: Verbrauchertipps zu Lebensmittelhygiene, Reinigung und Desinfektion. Berlin: Bundesinstitut für Risikobewertung, 2005.

Brede, C.: Das Instrument der Sauberkeit. Die Entwicklung der Massenproduktion von Feinseifen in Deutschland 1850 bis 2000. Münster et al.: Waxmann, 2005.

Bundesregierung: »Antwort der Bundesregierung auf die Kleine Anfrage der Abgeordneten Friedrich Ostendorff, Bärbel Höhn, Nicole Maisch, weiterer Abgeordneter und der Fraktion BÜNDNIS 90/DIE GRÜNEN – Drucksache 17/10017. Daten zur Antibiotikavergabe in Nutztierhaltungen und zum Eintrag von Antibiotika und multiresistenten Keimen in die Umwelt. Drucksache 17/10313, 17. Juli 2012, unter http://dip21.bundestag.de/dip21/btd/17/103/1710313. pdf (abgerufen im Oktober 2013).

Caporaso, J. G. et al.: »Moving Pictures of the Human Microbiome«. In: Genome Biol. 2011; 12 (5): S. R50.

Carvalho, B. M.; Saad, M. J.: »Influence of Gut Microbiota on Subclinical Inflammation and Insulin Resistance«. In: Mediators Inflamm. 2013; 2013:

986734.

Charalampopoulos, D.; Rastall, R. A.: »Prebiotics in Foods«. In: Current Opinion in Biotechnology. 2012, 23 (2): S. 187–191.

Chen, Y. et al.: »Association Between Helicobacter Pylori and Mortality in the NHANES III Study«. In: Gut. 2013 September; 62 (9): S. 1262–1269.

Devaraj, S. et al.: »The Human Gut Microbiome and Body Metabolism: Implications for Obesity and Diabetes«. In: Clin Chem. 2013 April; 59 (4): S. 617–628.

Dominguez-Bello, M. G. et al.: »Development of the Human Gastrointestinal Microbiota and Insights from High-throughput Sequencing«. In: Gastroenterology. 2011 May; 140 (6): S. 1713–1719.

Douglas, L. C.; Sanders, M. E.: »Probiotics and Prebiotics in Dietetics Practice«. In: J Am Diet Assoc. 2008 March; 108 (3): S. 510–521.

Eppinger, M. et al.: »Who Ate Whom? Adaptive Helicobacter Genomic Changes That Accompanied a Host Jump from Early Humans to Large Felines«. In: PLoS Genet. 2006 July; 2 (7): S. e120.

Fahey, J. W. et al.: »Urease from Helicobacter Pylori Is Inactivated by Sulforaphane and Other Isothiocyanates«. In: Biochem Biophys Res Commun. 2013 May 24; 435 (1): S. 1–7.

Flegr, J.: »Influence of Latent Toxoplasma Infection on Human Personality, Physiology and Morphology: Pros and Cons of the Toxoplasma–Human Model in Studying the Manipulation Hypothesis«. In: J Exp Biol. 2013 January 1; 216 (Pt. 1): S. 127–133.

Flegr, J. et al.: »Increased Incidence of Traffic Accidents in Toxoplasma-Infected Military Drivers and Protective Effect RhD Molecule Revealed by a Large-Scale Prospective Cohort Study«. In: BMC Infect Dis. 2009 May 26; 9: S. 72.

Flint, H. J.: »Obesity and the Gut Microbiota«. In. J Clin Gastroenterol. 2011 November; 45 (Suppl.): S. 128–132.

Fouhy, F. et al.: »High-Throughput Sequencing Reveals the Incomplete, Short-Term Recovery of Infant Gut Microbiota following Parenteral Antibiotic

Treatment with Ampicillin and Gentamicin«. In: Antimicrob Agents Chemother. 2012 November; 56 (11): S. 5811–5820.

Fuhrer, A. et al.: »Milk Sialyllactose Influences Colitis in Mice Through Selective Intestinal Bacterial Colonization«. In: J Exp Med. 2010 December 20; 207 (13): S. 2843–2854.

Gale, E. A. M.: »A Missing Link in the Hygiene Hypothesis? «. In: Diabetologia. 2002; 45 (4): S. 588–594.

Ganal, S. C. et al.: »Priming of Natural Killer Cells by Non-mucosal Mononuclear Phagocytes Requires Instructive Signals from the Commensal Microbiota«. In: Immunity. 2012 July 27; 37 (1): S: 171–186.

Gibney, M. J., Burstyn, P. G.: »Milk, Serum Cholesterol, and the Maasai –A Hypothesis«. In: Atherosclerosis. 1980; 35 (3): S. 339–343.

Gleeson, M. et al.: »Daily Probiotic's (Lactobacillus Sasei Shirota) Reduction of Infection Incidence in Athletes«. In: Int J Sport Nutr Exerc Metab. 2011 February; 21 (1): S. 55–64.

Goldin, B. R.; Gorbach, S. L.: »Clinical Indications for Probiotics: An Overview«. In: Clinical Infectious Diseases. 2008; 46 (Suppl. 2): S. S96–S100.

Gorkiewicz, G.: »Contribution of the Physiological Gut Microflora to Health and Disease«. In: J Gastroenterol Hepatol Erkr. 2009; 7 (1): S. 15–18.

Grewe, K.: Prävalenz von Salmonella ssp. in der primären Geflügelproduktion und Broilerschlachtung – Salmonelleneintrag bei Schlachtgeflügel während des Schlachtprozesses. Hannover: Tierärztliche Hochschule Hannover, 2011.

Guseo, A.: »The Parkinson Puzzle«. In: Orv Hetil. 2012 December 30; 153 (52): S. 2060–2069.

Herbarth, O. et al.: »Helicobacter Pylori Colonisation and Eczema«. In: Journal of Epidemiology and Community Health. 2007; 61 (7): S. 638–640.

Hullar, M. A.; Lampe, J. W.: »The Gut Microbiome and Obesity«. In: Nestle Nutr Inst Workshop Ser. 2012; 73: S. 67–79.

Jernberg, C. et al.: »Long-Term Impacts of Antibiotic Exposure on the Human Intestinal Microbiota«. In: Microbiology. 2010 November; 156 (Pt. 11):

S. 3216–3223.

Jin, C.; Flavell, R. A.: »Innate Sensors of Pathogen and Stress: Linking Inflammation to Obesity«. In: J Allergy Clin Immunol. 2013 August; 132 (2): S. 287–94.

Jirillo, E. et al.: »Healthy Effects Exerted by Prebiotics, Probiotics, and Symbiotics with Special Reference to Their Impact on the Immune System«. In: Int J Vitam Nutr Res. 2012 June; 82 (3): S. 200–208.

Jones, M. L. et al.: »Cholesterol-Lowering Efficacy of a Microencapsulated Bile Salt Hydrolase-Active Lactobacillus Reuteri NCIMB 30242 Yoghurt Formulation in Hypercholesterolaemic Adults«. In: British Journal of Nutrition. 2012; 107 (10): S. 1505–1513.

Jumpertz, R. et al.: »Energy-Balance Studies Reveal Associations Between Gut Microbes, Caloric Load, and Nutrient Absorption in Humans«. In: Am J Clin Nutr. 2011; 94 (1): S. 58–65.

Katz, S. E.: The Art of Fermentation: An In-Depth Exploration of Essential Concepts and Processes from Around the World. Chelsea: Chelsea Green Publishing, 2012.

Katz, S. E.: Wild Fermentation: The Flavor, Nutrition, and Craft of Live-Culture Foods Reclaiming Domesticity from a Consumer Culture. Chelsea: Chelsea Green Publishing, 2011.

Kountouras, J. et al.: »Helicobacter Pylori Infection and Parkinson's Disease: Apoptosis as an Underlying Common Contributor«. In: Eur J Neurol. 2012 June; 19 (6): S. e56.

Krznarica, Željko et al.: »Gut Microbiota and Obesity«. In: Dig Dis. 2012; 30: S. 196–200.

Kumar, M. et al.: »Cholesterol-Lowering Probiotics as Potential Biotherapeutics for Metabolic Diseases«. In: Exp Diabetes Res. 2012; 2012: 902917.

Macfarlane, G. T. et al.: »Bacterial Metabolism and Health-Related Effects of Galactooligosaccharides and Other Prebiotics«. In: J Appl Microbiol. 2008 February; 104 (2): S. 305–344.

Mann, G. V. et al.: »Atherosclerosis in the Masai«. In: American Journal of Epidemiology. 1972; 95 (1): S. 26-37.

Marshall, B. J.: »Unidentified Curved Bacillus on Gastric Epithelium in Active Chronic Gastritis«. In: Lancet. 1983 June 4; 1 (8336): S. 1273 ff.

Martinson, V. G. et al.: »A Simple and Distinctive Microbiota Associated with Honey Bees and Bumble Bees«. In: Mol Ecol. 2011 February; 20 (3): S. 619–628.

Matamoros, S. et al.: »Development of Intestinal Microbiota in Infants and its Impact on Health«. In: Trends Microbiol. 2013 April; 21 (4): S. 167–173.

Moodley, Y. et al.: »The Peopling of the Pacific from a Bacterial Perspective«. In: Science. 2009 January 23; 323 (5913): S. 527–530.

Mori, K. et al.: »Does the Gut Microbiota Trigger Hashimoto's Thyroiditis? «. In: Discov Med. 2012 November; 14 (78): S. 321–326.

Musso, G. et al.: »Gut Microbiota as a Regulator of Energy Homeostasis and Ectopic Fat Deposition: Mechanisms and Implications for Metabolic Disorders«. In: Current Opinion in Lipidology. 2010; 21 (1): S. 76–83.

Nagpal, R. et al.: »Probiotics, their Health Benefits and Applications for Developing Healthier Foods: A Review«. In: FEMS Microbiol Lett. 2012 September; 334 (1): S. 1–15.

Nakamura, Y. K.; Omaye, S. T.: »Metabolic Diseases and Pro- and Prebiotics: Mechanistic Insights«. In: Nutr Metab (Lond). 2012 June 19; 9 (1): S. 60.

Nicola, J. P. et al.: »Functional Toll-like Receptor 4 Conferring Lipopolysaccharide Responsiveness is Expressed in Thyroid Cells«. In: Endocrinology. 2009 January; 150 (1): S. 500–508.

Nielsen, H. H. et al.: »Treatment for Helicobacter Pylori Infection and Risk of Parkinson's Disease in Denmark«. In: Eur J Neurol. 2012 June; 19 (6): S. 864–869.

Norris, V. et al.: »Bacteria Control Host Appetites«. In: J Bacteriol. 2013 February; 195 (3): S. 411–416.

Okusaga, O.; Postolache, T. T.: »Toxoplasma Gondii, the Immune System,

and Suicidal Behavior«. In: Dwivedi, Y. (Hrsg.): The Neurobiological Basis of Suicide. Boca Raton, Florida: CRC Press, 2012:
S. 159–194.

Ottman, N. et al.: »The Function of our Microbiota: Who Is Out There and What Do They Do? «. In: Front Cell Infect Microbiol. 2012 August 9; 2: S. 104.

Pavlolvíc, N. et al.: »Probiotics-Interactions with Bile Acids and Impact on Cholesterol Metabolism«. In: Appl Biochem Biotechnol. 2012; 168: S. 1880–1895.

Petrof, E. O. et al.: »Stool Substitute Transplant Therapy for the Eradication of Clostridium Difficile Infection: ›RePOOPulating‹ the Gut«. In: Microbiome. 2013 January 9; 1 (1): S. 3.

Reading, N. C.; Kasper, D. L.: »The Starting Lineup: Key Microbial Players in Intestinal Immunity and Homeostasis«. In: Front Microbiol. 2011 July 7; 2: S. 148.

Roberfroid, M. et al.: »Prebiotic Effects: Metabolic and Health Benefits«. In: BrJ Nutr. 2010 August; 104 (Suppl. 2): S. S1–S63.

Sanders, M. E. et al.: »An Update on the Use and Investigation of Probiotics in Health and Disease«. In: Gut. 2013; 62 (5): S. 787–796.

Sanza, Y. et al.: »Understanding the Role of Gut Microbes and Probiotics in Obesity: How Far Are We? «. In: Pharmacol Res. 2013 March; 69 (1): S. 144–155.

Schmidt, C.: »The Startup Bugs«. In: Nat Biotechnol. 2013 April; 31 (4): S. 279–281.

Scholz-Ahrens, K. E. et al.: »Prebiotics, Probiotics, and Synbiotics Affect Mineral Absorption, Bone Mineral Content, and Bone Structure«. In: J Nutr. 2007 March; 137 (3 Suppl. 2): S. 838S–846S.

Schwarz, S. et al.: »Horizontal versus Familial Transmission of Helicobacter Pylori«. In: PLoS Pathog. 2008 October; 4 (10): S. e1000180.

Shen, J. et al.: »The Gut Microbiota, Obesity and Insulin Resistance«. In: Mol Aspects Med. 2013 February; 34 (1): S. 39–58.

Starkenmann, C. et al.: »Olfactory Perception of Cysteine-S-Conjugates from Fruits and Vegetables«. In: J Agric Food Chem. 2008 October 22; 56 (20): S. 9575–9580.

Stowell, S. R. et al.: »Innate Immune Lectins Kill Bacteria Expressing Blood Group Antigen«. In: Nat Med. 2010 March; 16 (3): S. 295–301.

Tängdén, T. et al.: »Foreign Travel Iws a Major Risk Factor for Colonization with Escherichia Coli Producing CTX-M-Type Extended-Spectrum β-Lactamases: A Prospective Study with Swedish Volunteers«. In: Antimicrob Agents Chemother. 2010 September; 54 (9): S. 3564–3568.

Teixeira, T. F. et al.: »Potential Mechanisms for the Emerging Link Between Obesity and Increased Intestinal Permeability«. In: Nutr Res. 2012 September; 32 (9): S. 637–647.

Torrey, E. F. et al.: »Antibodies to Toxoplasma Gondii in Patients With Schizophrenia: A Meta-Analysis«. In: Schizophr Bull. 2007 May; 33 (3): S. 729–736.

Tremaroli, V.; Bäckhed, F.: »Functional Interactions Between the Gut Microbiota and Host Metabolism«. In: Nature. 2012 September 13; 489 (7415): S. 242–249.

Turnbaugh, P. J.; Gordon, J. I.: »The Core Gut Microbiome, Energy Balance and Obesity«. In: J Physiol. 2009; 587 (17): S. 4153–4158.

de Vrese, M.; Schrezenmeir, J.: »Probiotics, Prebiotics, and Synbiotics«. In: Adv Biochem Engin/Biotechnol. 2008; 111: S. 1–66.

de Vriese, J.: »Medical Research. The Promise of Poop«. In: Science. 2013 August 30; 341 (6149): S. 954–957.

Vyas, U.; Ranganathan, N.: »Probiotics, Prebiotics, and Synbiotics: Gut and Beyond«. In: Gastroenterol Res Pract. 2012; 2012: 872716.

Webster, J. P. et al.: »Effect of Toxoplasma Gondii upon Neophobic Behaviour in Wild Brown Rats, Rattus norvegicus«. In: Parasitology. 1994 July; 109 (Pt. 1): S. 37–43.

Wichmann-Schauer, H.: Verbrauchertipps: Schutz vor Lebensmittelinfektionen im Privathaushalt. Berlin: Bundesinstitut für Risikobewertung, 2007.

Wu, G. D. et al.: »Linking Long-Term Dietary Patterns with Gut Microbial Enterotypes«. In: Science. 2011 October 7; 334 (6052): S. 105–108.

Yatsunenko, T. et al.: »Human Gut Microbiome Viewed Across Age and Geography«. In: Nature. 2012 May 9; 486 (7402): S. 222–227.

Zipris, D.: »The Interplay Between the Gut Microbiota and the Immune System in the Mechanism of Type 1 Diabetes«. In: Curr Opin Endocrinol Diabetes Obes. 2013 August; 20 (4): S. 265–270.